冠心病介入处置争鸣

主　编　陈韵岱　金琴花

副主编　郭　军　田　峰　靳志涛　王海玲

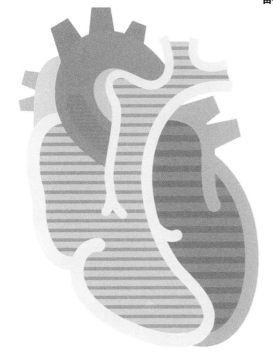

U0390137

人民卫生出版社

图书在版编目（CIP）数据

冠心病介入处置争鸣 / 陈韵岱，金琴花主编. —北京：人民卫生出版社，2016

ISBN 978-7-117-22720-9

Ⅰ. ①冠… Ⅱ. ①陈…②金… Ⅲ. ①冠心病－介入性治疗 Ⅳ. ①R541.405

中国版本图书馆 CIP 数据核字（2016）第 115574 号

人卫智网	www.ipmph.com	医学教育、学术、考试、健康，购书智慧智能综合服务平台
人卫官网	www.pmph.com	人卫官方资讯发布平台

冠心病介入处置争鸣

主　　编：陈韵岱　金琴花
出版发行：人民卫生出版社（中继线 010-59780011）
地　　址：北京市朝阳区潘家园南里 19 号
邮　　编：100021
E - mail：pmph @ pmph.com
购书热线：010-59787592　010-59787584　010-65264830
印　　刷：北京盛通印刷股份有限公司
经　　销：新华书店
开　　本：787×1092　1/16　印张：13
字　　数：316 千字
版　　次：2016 年 6 月第 1 版　2017 年 12 月第 1 版第 2 次印刷
标准书号：ISBN 978-7-117-22720-9/R · 22721
定　　价：95.00 元

打击盗版举报电话：010-59787491　E-mail：WQ @ pmph.com
（凡属印装质量问题请与本社市场营销中心联系退换）

点评专家（按姓氏笔画排序）

王 禹	中国人民解放军总医院	金琴花	中国人民解放军总医院
田 峰	中国人民解放军总医院	郭 军	中国人民解放军总医院
孙志军	中国人民解放军总医院	曹 丰	中国人民解放军总医院
陈 练	中国人民解放军总医院	盖鲁粤	中国人民解放军总医院
陈韵岱	中国人民解放军总医院		

编 者（按姓氏笔画排序）

丁力平	火箭军总医院	张 灿	高州市人民医院
王立峰	哈尔滨医科大学第四附属医院	张子云	河南宏力医院
王海利	河北滦平县中医院	金琴花	中国人民解放军总医院
王海玲	陆军总医院263临床部	周 聪	南方医科大学附属小榄医院
田 峰	中国人民解放军总医院	周茂生	浙江新安国际医院
史 可	陆军总医院263临床部	赵 毅	郑州大学第四附属医院
史 沛	郑州大学第四附属医院	钱 庚	中国人民解放军总医院
朱 航	中国人民解放军总医院	倪旭东	解放军第155中心医院
闫玉虎	山西省晋中市第一人民医院	徐海年	山东省潍坊市人民医院
李 珊	解放军第155中心医院	高 磊	中国人民解放军总医院
李树新	山东省潍坊市人民医院	郭兰荣	宁波慈林医院
汪 奇	中国人民解放军总医院	靳志涛	火箭军总医院

INSIGHT 培训班主要特约讲师

霍 勇	北京大学第一医院	柳景华	北京安贞医院
吕树铮	北京安贞医院	张抒扬	北京协和医院
王伟民	北京大学人民医院	郭丽君	北京大学第三医院
王乐丰	北京朝阳医院	葛 雷	复旦大学附属中山医院
陈纪林	阜外心血管病医院	林延龄	University of Melbourne，US
乔树宾	阜外心血管病医院		
Francesco Prati		Rome Heart Center，Italy	
Andreas Baumbach		Bristol Heart Institute，UK	

前　言

　　冠状动脉介入诊疗高级培训班（INSIGHT），是面向亚太地区具有介入基础的冠脉介入医生进行的短期精品培训课程。以"回归人文、回归临床、回归基本功"为宗旨，搭建学员与讲师充分沟通互动的平台，通过观摩手术及回顾经典病例，邀请国内外知名专家进行专题授课，探讨多种影像技术指导下精准冠状动脉介入治疗策略及技巧，以提升学员的操作技能及决策能力。培训班自2010年开办以来目前已经成功举办了20期，包含亚太学员英文授课3期，得到广泛认同。在培训及后期交流中建立了INSIGHT的微信群，在群内针对病例进行深入讨论，收集了具有教育意义的典型病例，集册出版，以使更多的医生从中获益。

　　本书的病例分成两部分，第一部分分享各种并发症病例，包括无复流、支架血栓、支架脱载、血管穿孔、夹层引起血管急性闭塞、主动脉夹层及各种入路血管并发症。第二部分为各种复杂冠状动脉病变的处理技术及策略，包括SZABO技术、逆向开通闭塞病变技术以及富含血栓病变、血小板重度减少等疑难复杂病例。我们完整呈现学员在讨论中提出的问题及观点，并由培训班导师进行精彩点评，具有较高的临床指导和教育意义。病例集来源于学员的日常工作积累，尤其是并发症病例配有精美示意图，更能反映并发症发生原因及处理思路。

　　希望本书的出版，能为广大的心血管介入医生、特别是在一线工作的介入医生提供参考和借鉴，从而使患者获益，那将是我们继续努力的动力！

陈韵岱

2016年6月

目 录

第一篇

冠状动脉介入治疗并发症

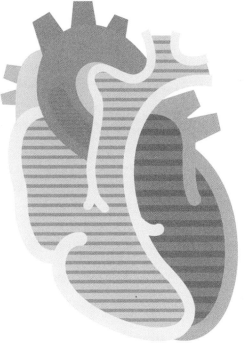

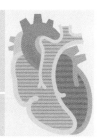

病例 1
支架植入术后支架内血栓形成

【病史介绍】

患者男性,58 岁,以"间断胸闷、胸痛 15 天,再发加重 3 小时"急诊入院。15 天前无明显诱因出现胸闷、胸痛,呈隐痛,放射至右肩背部,持续 1～2 分钟,休息后缓解,未诊治。3 小时前晨起后胸痛突发加重,持续不缓解,伴出汗,外院急查心电图示急性心肌梗死,急诊转入我院。入院查体:血压:120/70mmHg。神志清。口唇无发绀。未闻及颈部血管杂音。双肺未闻及明显干湿性啰音。心率 77 次 / 分,律齐,心音低钝,未闻及杂音。肝脾肋下未触及。双下肢无水肿。生理反射存在,病理反射未引出。既往"高血压病"5 年,最高 180/?mmHg,未正规治疗,血压控制不详。急查心电图示:Ⅱ、Ⅲ、aVF 导联 ST 段抬高,Ⅰ、aVL 导联、V₃～V₆ 导联 ST 段压低(图 1-1)。

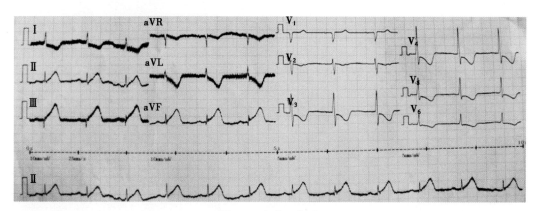

图 1-1　术前心电图

【诊断】

冠心病,急性下壁心肌梗死。

【诊疗过程及思路】

入院后患者仍诉胸痛,急查心肌酶学和肌钙蛋白正常,心电图提示下壁导联 ST 段抬高,较前有动态演变,诊断为"冠心病,急性下壁 ST 段抬高性心肌梗死"。给予"氯吡格雷 300mg、拜阿司匹林片 300mg"口服,急诊行冠状动脉造影。显示右冠状动脉中段完全闭塞,前向

TIMI 血流 0 级（图 1-2）；回旋支发出钝缘支后完全闭塞，前向 TIMI 血流 0 级，钝缘支弥漫性狭窄，狭窄最重处约 90%（略）；前降支中段完全闭塞，前降支远段可见通过第一对角支侧支供血，TIMI 血流 1 级（略）。造影诊断冠状动脉三支病变，前降支 / 回旋支为冠状动脉慢性完全闭塞病变，罪犯血管为右冠状动脉。

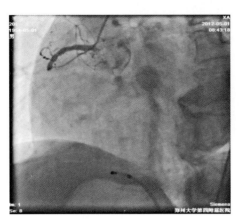

图 1-2　冠状动脉造影

引入 6F JR4.0GC、0.014BMW 成功通过闭塞段，Marverick 2.0mm×20mm 球囊定位闭塞段无误后，8atm 扩张一次；YINYI 3.5mm×28mm 状动支架置于狭窄段 16atm 释放。支架释放过程可见到有明确狭窄存在，支架膨胀良好，未见明显残余狭窄，TIMI 血流 3 级，支架近段内似有微小图像发白、淡染，支架远段略狭窄，首先考虑痉挛可能。此时，患者胸痛明确缓解，ST 段回落，出现再灌注心律失常，最慢 HR 约 30 次 / 分，给予阿托品 0.5mg 静脉推注后 HR 恢复 60 次 / 分左右。观察期间，患者诉胸痛，复查造影显示 RCA 支架内血栓形成（图 1-3）。给予冠状动脉内注射欣维宁约 12ml 复查造影，支架血流通畅，TIMI 血流 3 级，支架血栓负荷明显减少，仍可见少量血栓影像，患者症状再次缓解。观察 30 分钟后病情无反复，平稳返回病房。术后心电图（图 1-4）。继续给予盐酸替罗非班氯化钠注射液（欣维宁）7ml/h 维持 48 小时；同时常规抗栓、稳定斑块、扩冠、改善微循环、保护胃黏膜、降低心肌耗氧治疗。

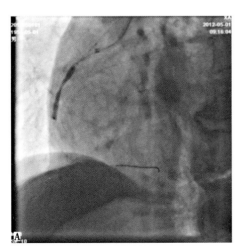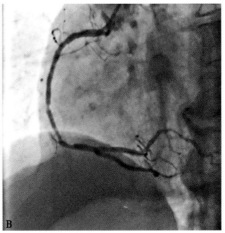

图 1-3　PCI 治疗过程（开通右冠状动脉植入支架可见少量血栓）

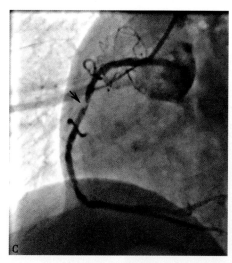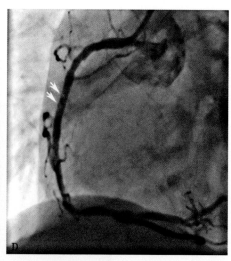

图 1-3（续）　PCI 治疗过程（开通右冠状动脉植入支架可见少量血栓）

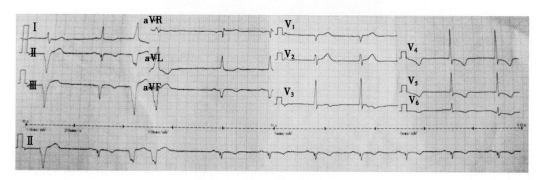

图 1-4　PCI 术后即刻心电图

术后第 5 天，患者卧位休息时心前区疼痛再发，性质同前。复查心电图发现 Ⅱ、Ⅲ、aVF 导联 ST 段较前抬高，$V_1 \sim V_3$ 导联 ST 段抬高较前下降，Ⅰ、aVL、$V_4 \sim V_6$ 导联 T 波倒置（图 1-5）。

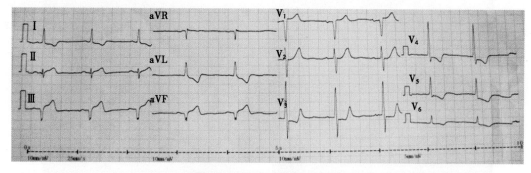

图 1-5　PCI 术后 5 天心电图

根据症状和心电图改变，仍考虑为同一部位的下壁心肌梗死。同一部位再次梗死，考虑不排除亚急性支架内血栓形成。紧急给予硝酸甘油、吗啡、替罗非班静脉应用及阿司匹林肠溶片 300mg、氯吡格雷片 300mg 口服后症状有好转，心率 66 次 / 分，血压 124/74mmHg。再次行冠状动脉造影提示右冠状动脉支架内远段血栓形成，血管完全闭塞（图 1-6），诊断明确为心肌梗死 4b 型，即支架血栓相关心肌梗死。6F JR4.0GC/0.014PT 导丝通过闭塞段，直接引入 YINYI 3.5mm×18mm 支架，与前一支架重叠约 5mm，20atm 扩张一次，观察 30 分钟后，支架内血流通畅良好。复查造影显示冠状动脉血管血流通畅（图 1-7），TIMI 3 级血流。术后欣维宁 8ml/h 维持 62 小时后，调整为 6ml/h 维持 36 小时；同时常规抗栓、稳定斑块、扩冠、改善微循环、保护胃黏膜、降低心肌耗氧治疗。

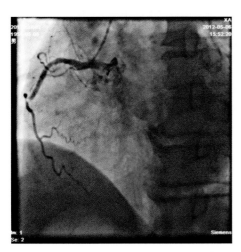 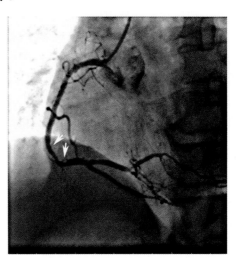

图 1-6　复查 PCI（右冠状动脉再次闭塞）　　　　图 1-7　再次 PCI 术

再次冠状动脉介入术后，患者无胸痛、胸闷，生命体征平稳，逐步进行日常生活；心电图提示为急性心肌梗死动态演变，心肌酶学提示肌酸激酶、肌酸激酶同工酶已恢复正常。安全出院，随访至今，病情稳定。

【问题及讨论】

2007 年 ARC 冠状动脉支架血栓的标准化定义是冠状动脉介入术后各种因素的综合作用下，支架植入部位形成血栓，导致冠状动脉管腔完全性或不完全性阻塞，出现心脏性猝死、急性心肌梗死或不稳定型心绞痛等。根据发生时间分为急性血栓、亚急性血栓、晚期支架血栓、极晚期支架血栓，其对应时间分别为冠状动脉介入术中或 24 小时内、冠状动脉介入术后 24 小时至 30 天内、冠状动脉介入术后 30 天至 1 年、冠状动脉介入术后 1 年以上。本例患者无论冠状动脉介入术中还是术后短期都发生术前症状复现，心电图有相应改变，造影诊断明确，发生了支架内急性和亚急性血栓事件。急性和亚急性支架血栓形成的原因包括：①操作相关因素：支架覆盖不足导致面积丢失、支架膨胀欠佳、支架过长、贴壁不良、残余狭窄和夹层、多个支架重叠、持续慢血流等；②靶病变因素：弥漫性病变、小血管、分叉病变、斑块中心坏死、CTO 病变是 PCI 术后易栓的高危因素；③患者相关因素：阿司匹林和氯吡格雷抵抗；急性心肌梗死或急性冠状动脉综合征、糖尿病、肾衰竭、射血分数降低、年轻、吸烟等；④支架因素：支架本身合金材料、结构设计、多聚物涂层、抗增生药物种类和剂量等。

急性和亚急性支架内血栓形成后极易导致严重后果，因此早期预防、早期确诊和早期干预极为重要。具体工作中需要综合分析患者相关因素、靶病变因素、支架相关因素、支架植入技术等，寻找最佳策略。回顾本例患者诊治过程，急性心肌梗死本身即为血栓病变，虽然已经足量应用抗凝、抗血小板药物，但支架植入后即刻就有血栓形成，随之出现胸痛症状，给予欣维宁应用后血栓负荷减少但仍然支架内微细血栓存留，这本身可能和冠状动脉介入术后5天发生支架内亚急性血栓事件似乎应为一个连续的病理发生发展过程。复习冠状动脉介入手术过程，首次支架植入时选用支架使用支架球囊16atm扩张，未使用非顺应性球囊扩张。造影显示支架中段略有膨胀不全，提示支架膨胀不全和（或）贴壁不良。在残余血栓和支架膨胀不全的基础上，出现2次心肌梗死。研究显示，78%的支架亚急性血栓与支架的贴壁不良或支架不完全膨胀直接相关。同时，支架近段、远段血管在支架植入后明确显示也为动脉粥样硬化病变段，冠状动脉病变是弥漫性病变，而支架没有完全覆盖病变段。我们分析这些就是本次支架血栓事件的原因。幸运的是我们及时上台于首枚支架远段再次支架植入和20atm的高压扩张，复查造影结果良好，患者顺利出院。

【专家点评】

冠心病急性心肌梗死首选急诊冠状动脉介入治疗。随着冠状动脉支架的植入，支架内血栓成为医患的"梦魇"之一，死亡率甚至可以达到45%。与晚期/极晚期支架内血栓形成相比，急性/亚急性支架内血栓形成似乎更有可能被有效预防。医生在冠状动脉介入治疗过程中须十分谨慎，规范操作，避免因不仔细导致冠状动脉小撕裂、未覆盖病变或支架膨胀不全、贴壁不良，后扩张要充分，必要时应用血管内超声指导冠状动脉介入治疗过程，早期发现支架血栓并紧急冠状动脉造影、再次冠状动脉介入治疗处理，防止灾难性后果发生。对于支架内血栓形成的处理首先是抽吸血栓，明确支架内和支架近、远端情况后再根据情况选择支架内球囊扩张还是支架，原则上不再植入支架，除非支架两端有夹层或明显残余狭窄时才会考虑支架。该病例再次植入支架的依据不明确。最后还要寻找是否存在药物抵抗的因素，特别是操作期间发生支架血栓的患者再次发生血栓的风险很高，需要特别注意后期的抗栓治疗。

参 考 文 献

[1] Thygesen K，Alpert JS，Jaffe AS，et al. Third Universal Definition of Myocardial infarction. European Heart Journal，2012，33：2551-2567.

[2] Cutlip DE，Windecker S，Mehran R，et al. Clinical end points in coronary stent trials：a case for standardized definitions. Circulation，2007，115：2344-2351.

[3] Krishnankutty S，James B，Joanne M，et al. Risk Factors for Coronary Drug-Eluting Stent Thrombosis：Influence of Procedural，Patient，Lesion，and Stent Related Factors and Dual Antiplatelet Therapy. ISRN Cardiol，2013，2013：748736.

[4] Chieffo A，Bonizzoni E，Orlic D，et al. Intraprocedural stent thrombosis during implantation of sirolimus-eluting stents. Circulation，2004，109：2732-2736.

[5] Claessen BE，Smits PC，Kereiakes DJ，et al. Impact of lesion length and vessel size on clinical outcomes after percutaneous coronary intervention with everolimus-versus paclitaxel-eluting stents pooled analysis

from the SPIRIT(Clinical Evaluation of the XIENCE V Everolimus Eluting Coronary Stent System) and COMPARE(Second-generation everolimus-eluting and paclitaxel-eluting stents in real-life practice) Randomized Trials. JACC Cardiovasc Interv, 2011, 4: 1209-1215.

[6] Ong ATL, Hoye A, Aoki J, et al. Thirty-day incidence and six-month clinical outcome of thrombotic stent occlusion after bare-metal, sirolimus, or paclitaxel stent implantation. Journal of the American College of Cardiology, 2005, 45: 947-953.

[7] Joner M, Finn AV, Farb A, et al. Pathology of drug-eluting stents in humans. Delayed healing and late thrombotic risk. Journal of the American College of Cardiology, 2006, 48: 193-202.

[8] Wilson GJ, Nakazawa G, Schwartz RS, et al. Comparison of inflammatory response after implantation of sirolimus- and paclitaxel-eluting stents in porcine coronary arteries. Circulation, 2009, 120: 141-149.

[9] Cheneau E, Leborgne L, Mintz GS, et al. Predictors of subacute stent thrombosis: results of a systematic intravascular ultrasound study. Circulation, 2003, 108: 43-47.

[10] Iakovou I, Schmidt T, Bonizzoni E, et al. Incidence, predictors, and outcome of thrombosis after successful implantation of drug-eluting stents. JAMA, 2005, 293: 2126-2130.

病例 2
支架植入术后急性和亚急性支架内血栓形成

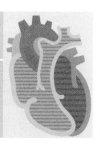

【病史介绍】

患者男性，50岁，主因"胸闷10余年，加重20天"入院。患者入院前10年劳累后出现持续性胸闷、胸痛，于外院诊断为"急性心肌梗死"，具体治疗不详，平素未规律服药。20余天情绪激动后出现胸闷伴大汗，持续约30分缓解，于当地医院诊断为"急性心肌梗死"，具体治疗不详。4天前无诱因胸闷再发，伴大汗，口服硝酸甘油症状无改善，持续半小时减轻。既往有糖尿病病史，间断口服降糖药物，吸烟史，BMI 26。入院查体生命体征稳定，心肺腹查体未见明显异常。心电图：$V_1 \sim V_4$ 导联可见病理性 q 波、ST 段抬高 0.1～0.2mV、T 波双向。超声心动图：各房室腔大小形态正常，LVEF：40%，节段性室壁运动障碍（室间隔心尖段、下壁心尖段、左室心尖部）。

【诊断】

冠心病，急性前壁心肌梗死，2型糖尿病。

【诊疗经过及思路】

择期造影显示（图 2-1）：左主干未见明显狭窄，前降支开口至中远段弥漫性狭窄，最重90%，回旋支近段节段性狭窄50%，远段弥漫性狭窄最重70%，右冠状动脉中段节段性狭窄75%，远段弥漫性狭窄最重70%。

考虑靶病变为前降支，行介入治疗。肝素总量：75mg。应用 6F JL4 导管，Runthrough 导丝，分别应用预扩球囊 BRAUN 2.5mm×20mm、Sprinter 1.5mm×10mm 扩张前降支和对角支后植入支架 EXCEL 2.5mm×36mm，EXCEL 2.75mm×28mm，支架膨胀欠佳，应用后扩球囊 Dura star 2.75mm×10mm 扩张，压力 16～20atm，从远及近共扩张 8 次，患者出现剧烈胸痛伴出汗，心电监护示 V_1、V_2、V_3 导联 ST 段抬高，造影显示第三对角支丢失（图 2-2），将另一 Runthrough 导丝送入第三对角支，沿对角支导丝用 Sprinter 1.5mm×10mm 球囊扩张支架网眼，第三对角支显影，但前降支支架内出现散在多处点状血栓影（图 2-3）。给予冠状动脉内注射替罗非班（欣维宁）250μg、硝酸甘油 100μg，继而欣维宁 250μg/h 持续静滴，静推普通肝素 10mg，10 分钟后患者诉胸痛逐渐缓解，$V_1 \sim V_3$ 导联 ST 段较前回落，测 ACT 216 秒，追加肝素 20mg，20 分钟患者症状完全消失，ST 段回落至基线，造影示前降支支架内血栓明显减少（图 2-4），血流 TIMI Ⅲ 级，观察 20 分钟患者无不适主诉，复测 ACT 260 秒，返回病房。

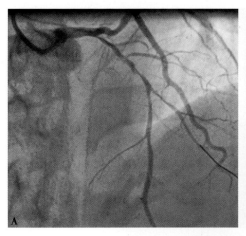
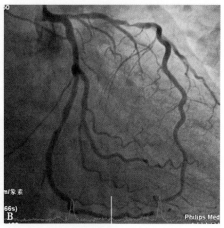
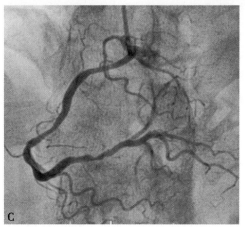

图2-1 A图显示LAD开口至中远段弥漫性重度狭窄，最重90%；B图显示回旋支节段性狭窄；C图右冠状动脉中段节段性狭窄75%，远段弥漫性狭窄最重70%

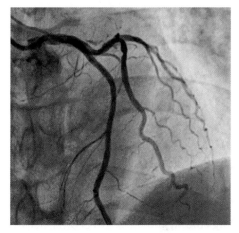
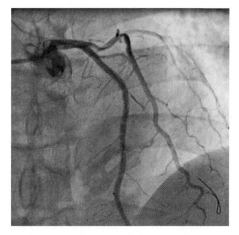

图2-2 LAD支架后狭窄消失，第三对角支闭塞　　图2-3 支架内可见散在点状白色阴影

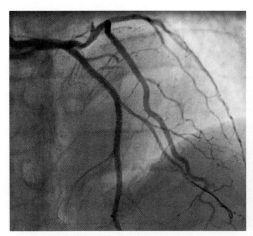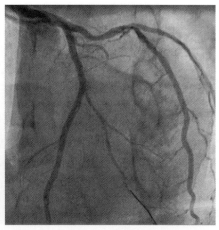

图2-4 从头位及左肩位不同角度造影均显示支架内血栓消失,支架膨胀良好

患者返回病房后,查血栓弹力图实验 AA 抑制率为 75.2%、ADP 抑制率为 0.5%,给予欣维宁 250μg/h 持续静滴 48 小时,阿司匹林 100mg qd,氯吡格雷 75mg qd,低分子肝素 0.4ml、q12h。术后第 5 天患者突发心前区不适,伴大汗、后背疼痛,查心电图示:V_2~V_4 导联 ST 抬高 0.1~0.2mV,T 波高尖,给予硝酸甘油片舌下含服效果差,予硝酸甘油注射液缓慢静滴,15 分钟诉症状减轻,半小时复查心电图 ST 段仍抬高,T 波较前回落,急查心肌损伤三项结果回报正常。8:00 给予盐酸替罗非班氯化钠注射液 500μg 静推,继以 350μg/h 静脉泵入,入导管室行急诊 CAG(图 2-5)。显示前降支近段闭塞,余血管情况同前。给予肝素总量 75mg 后应用 6F EBU 3.5 指引导管,Runthrough 导丝通过闭塞处到达远端,造影示前降支支架内血栓影(图 2-6),给予替罗非班 500μg/h 持续泵入,沿导丝送入抽吸导管,反复抽吸共 4 次,抽出少许血栓,给予冠状动脉内注射替罗非班 250μg,观察 20 分钟后造影示前降支血流恢复,无夹层,TIMI 3 级(图 2-7)。监测 ACT 309 秒,结束手术。

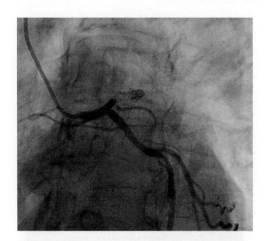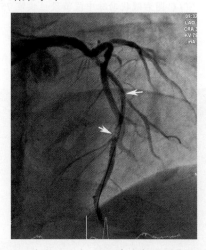

图2-5 造影显示支 LAD 自支架近端完全闭塞　　图2-6 造影显示支 LAD 自支架近端完全闭塞

48 小时后复查血栓弹力图实验 AA 抑制率为 64.9%、ADP 抑制率为 0.5%。将阿司匹林改为 200mg、qd,停用氯吡格雷,改为替格瑞洛 90mg、bid 治疗。观察数天,无症状,出院。1 年后复查造影显示支架通畅。查 CYP2C19 基因检测:2*/2*。

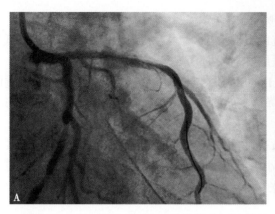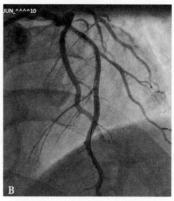

图2-7　A与B图从不同的体位均显示LAD通畅,血流Ⅲ级,支架内少许充盈缺损

【观点争鸣】

介入治疗指征方面没有异议。有异议的方面主要是LAD近中段病变支架尺寸选择上,部分观点认为此处支架选择偏小,特别是在LAD近段,选择2.75mm的支架,可能会存在支架贴壁不良。另外认为即使是支架选择有些偏小,可以应用大小尺寸合适的后扩张球囊扩张也可以选择。另有人也认为,也有很多研究认为急性支架贴壁不良和支架血栓没有相关性,从影像结果看还是可以接受的,之所以形成血栓可能存在另外方面的问题,如抗凝强度方面或者血流缓慢等。

【问题及讨论】

1. 支架内血栓形成的因素有哪些?

(1)与冠状动脉病变特点及临床因素相关:冠状动脉病变特点包括冠状动脉长病变、多支血管病变、开口分叉病变、小血管病变、富含脂质斑块的靶病变、支架贴壁不良等;临床因素包括急性冠状动脉综合征、高龄、糖尿病、肾功能不全、心功能不全等。本患者以急性冠状动脉综合征入院,有糖尿病病史,LVEF 40%提示心功能不全,前降支长病变且管腔不大,为易患因素。

(2)介入操作技术:本患者PCI术后未行血管腔内检查评估支架贴壁情况,但支架植入后已行后扩张,即刻冠状动脉造影结果满意,但前降支近段病变,直径2.75mm的支架可能偏小,故究竟是否存在支架贴壁不良情况不能完全排除。目前的观点认为支架植入质量与急性和亚急性支架内血栓形成密切相关。有研究者用IVUS观察发现,急性和亚急性支架内血栓与支架膨胀不良、支架未完全覆盖病变、支架近远端夹层、TIMI血流受损等因素明显相关[1]。

(3)抗血小板药物:双联抗血小板不充分,或存在药物抵抗。该患者术前已行双联抗血小板治疗,用药足量,仍发生支架内血栓,根据血栓弹力图结果考虑存在氯吡格雷抵抗。此外第一次术中给予足量肝素后再次追加10mg,测ACT仅216秒,提示患者对肝素反应差。

(4)支架本身对血栓的影响:与金属裸支架相比,药物洗脱支架抑制血管内皮细胞,导致内皮化延迟,为支架内晚期血栓形成易患因素,此外还可能与药物释放完毕后遗留的DES多聚载体相关。

2．支架内血栓形成的防治措施有哪些？

（1）预防措施：持续有效的双联抗血小板治疗，对于存在阿司匹林或氯吡格雷抵抗的患者，可选用替格瑞洛替代，必要时可联用血小板Ⅱb/Ⅲa受体拮抗剂；术中充分抗凝；尽量减少手术操作时间；支架植入后可应用IVUS确定支架贴壁情况；对于血栓负荷较重的病变可使用远端保护装置；新一代生物可降解支架的问世可能会降低远期支架内血栓形成的发生率。

（2）治疗措施：应用血小板Ⅱb/Ⅲa受体拮抗剂[如替罗非班负荷量10μg/kg于5分钟内静推，继以0.15μg/（kg•min）静滴36小时]，冠状动脉内局部溶栓，若血栓负荷大可用血栓抽吸导管负压吸引，非顺应性球囊扩张。

【专家点评】

目前公认的观点认为支架植入质量与急性和亚急性支架内血栓形成密切相关。有研究者用IVUS观察发现，急性和亚急性支架内血栓与支架膨胀不良、支架未完全覆盖病变、支架近远端夹层、TIMI血流受损等因素明显相关[1]。同时还和靶病变情况、患者因素和术后抗栓治疗等因素有关。该患者病变长、植入支架长、且近段支架直径偏小、存在氯吡格雷药物抵抗等多种原因造成了支架血栓的发生。

该患者同时发生操作期间的支架血栓（intraprocedural stent thrombosis，IPST）和亚急性支架血栓。操作期间的支架血栓为特殊类型的早期支架血栓，发生在支架植入期间。目前报道的相关危险因素包括：①患者相关因素：STEMI患者、高白细胞计数；药物相关的因素——是否应用GPⅡb/Ⅲa受体拮抗剂、单独应用比伐卢定、急救用GPⅡb/Ⅲa受体拮抗剂；②病变相关的因素：分叉和富含血栓病变、基线最小管腔直径；③支架相关的因素：单支血管内支架总长度、支架个数和BMS应用。在BMS支架年代很少受到关注。Chieffo等早期报道了在第一代DES植入时出现IPST的病例，在植入CYPHER支架的1362例患者中有5例发生了IPST，所有患者术前都应用了ADP受体拮抗剂，但都没有应用GPⅡb/Ⅲa受体拮抗剂，在多因素分析中显示只有单支血管内支架总长度是IPST的危险因素[2]。BiondiZoccai等人发表的RECIPE研究指出在植入DES后发生IPST的比例在该研究中为0.5%，危险因素包括支架植入个数和支架长度、基线最小管腔直径及是否应用GPⅡb/Ⅲa受体拮抗剂[3]。Xu等的研究发现ACS患者进行急诊介入治疗时，IPST更多发生在分叉病变及富含血栓病变[4]。Brener等研究显示IPST的发生率为0.7%，该研究中发生IPST的危险因素包括STEMI患者、高白细胞计数、分叉和富含血栓病变、单独应用比伐卢定、急救用GPⅡb/Ⅲa受体拮抗剂和BMS应用[5]。发生IPST的患者在30天和1年随访时发生MACE事件率高[4,5]，发生IPST是患者在术后48小时内和30天内发生支架血栓的危险因素[6]。

本病例CYP2C19基因检测：2*/2*，为纯合子慢代谢型，考虑支架血栓与氯吡格雷抵抗相关，发生支架血栓后单纯血栓抽吸并换用替格瑞洛后未再发生血栓事件，也间接证实氯吡格雷抵抗是该病例支架内血栓形成的主要原因。

参 考 文 献

[1]　vanWerkum JW，Heestermans AA，Zomer AC，et al. Predictors of coronary stent thrombosis：the Dutch Stent Thrombosis Registry. J Am Coll Cardiol，2009，53：1399-1409.

[2] Chieffo A，Bonizzoni E，Orlic D，et al. Intraprocedural stent thrombosis during implantation of sirolimus-eluting stents. Circulation，2004，109：2732-2736.

[3] Biondi-Zoccai GG，SangiorgiGM，Chieffo A，et al. Validation of predictors of intraprocedural stent thrombosis in the drug-eluting stent era. Am J Cardiol，2005，95：1466-1468.

[4] Xu Y，Qu X，Fang W，Chen H. Prevalence，correlation and clinicaloutcome of intra-procedural stent thrombosis in patients undergoing primary percutaneous coronary intervention for acute coronarysyndrome. J IntervCardiol，2013，26：215-220.

[5] Brener SJ，Cristea E，Kirtane AJ，et al. Intra-procedural stent thrombosis：a new risk factor for adverse outcomes in patients undergoing percutaneous coronary intervention for acute coronary syndromes. JACC Cardiovasc Interv，2013，6：36-43.

[6] Généreux P，Stone GW，Harrington RA，et al. Impact of intraproceduralstent thrombosis during percutaneous coronary intervention：insightsfrom the CHAMPION PHOENIX trial（clinical trial comparing cangrelor to clopidogrel standard of care therapy in subjects who requirepercutaneous coronary intervention）. J Am Coll Cardiol，2014，63：619-629.

病例3

原发性血小板增多症合并急性心肌梗死患者 PCI 术后拇指固有动脉栓塞

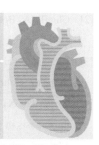

【病史介绍】

患者男性,53岁,因"突发胸痛3天"入院,既往高血压病史20余年,间断性口服降压药物治疗。2014年2月因出血性脑梗死住院治疗,当时查血小板(502~613)×10⁹/L,未给予抗血小板药物。出院后规律服用降压药,血压维持在140/90mmHg左右;有高脂血症病史5年,近1年口服普伐他汀。查体:体温:36.3℃,脉搏:73次/分,血压:130/80mmHg。下肢无水肿。入院时心电图:窦性心律,V₁导联呈QS波,V₂、V₃导联呈QRS波,心肌酶:肌酸激酶同工酶(CK-KB):107IU/L(正常值0~24IU/L),肌酸激酶(CK):608IU/L,乳酸脱氢酶:291IU/L,超敏肌钙蛋白Ⅰ:2.00μg/L(正常值0~0.11μg/L)。血常规:白细胞9.35×10⁹/L,红细胞3.91×10¹²/L,血红蛋白118g/L,血小板514×10⁹/L;凝血功能正常。血生化:血糖、肝肾功能正常、离子正常;胆固醇2.24mmol/L,甘油三酯1.53mmol/L,低密度脂蛋白1.11mmol/L。头颈部血管CT:左侧颈内动脉颅内段及左侧大脑中动脉起始段中重度狭窄,右侧颈内动脉颅内段轻度狭窄。

【诊断】

冠心病,急性ST段抬高型心肌梗死,高血压病(3级,很高危),陈旧性脑梗死,颅内动脉狭窄,血小板增多症。

【诊疗过程及思路】

入院后给予硝苯地平控释片30mg、1次/天,氯沙坦0.1g、1次/天,富马酸比索洛尔片2.5mg、1次/天,硫酸氢氯吡格雷片75mg、1次/天,阿司匹林肠溶片0.1g、1次/天,普伐他丁40mg、1次/天,依诺肝素钠注射液4000IU皮下注射1/12小时,肌钙蛋白仍高。入院第5天行冠状动脉造影:左主干(LM)正常,前降支(LAD)中段有一80%偏心性狭窄(图3-1),回旋支(LCX)正常,右侧冠状动脉(RCA)正常。在LAD中段植入3.0mm×14mm支架(图3-2),术中以100IU/kg鞘管内注射肝素7000IU,替罗非班0.75mg/kg静脉推注,后以0.075μg/(kg•min)静脉泵入36小时,其他用药同前。

术后6小时去除桡动脉充气止血带(泰尔茂)后约1小时,患者诉术侧拇指及掌侧鱼际处疼痛,皮肤青紫。给予口服双氯芬酸钠缓释片、涂抹双氯芬酸二乙胺乳剂,肌注罂粟碱疼痛不缓解,术后第3日疼痛更剧,右侧拇指掌侧、鱼际处青紫加重(图3-3),局部温度偏低。

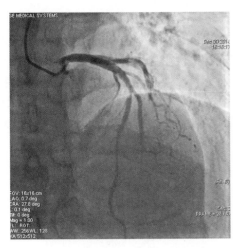

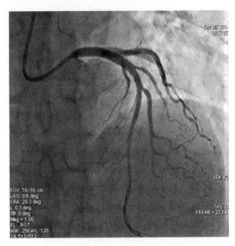

图 3-1 LAD 中段 80% 偏心性狭窄　　　　　图 3-2 LAD 植入 3.0mm×14mm 支架

复查血红蛋白 112g/L，血小板 484×10⁹/L，凝血功能正常。血栓弹力图：MA 值 65.1（正常值 53～67），血块形成速率（Angle）62.6deg（正常值 40～63deg），腺苷二磷酸（ADP）受体抑制率 19.8%，环氧化酶花生四烯酸（AA）抑制率 4.8%。此时氢氯吡格雷、阿司匹林已经口服 8 天，考虑可能存在氢氯吡格雷或阿司匹林抵抗，停用氢氯吡格雷，加用西洛他唑 50mg 口服、2 次/天，替格瑞洛 90mg 口服、2 次/天。并于当天经股动脉途径，复查冠状动脉造影示 LAD 中段支架通畅。用 125cm MPA 造影导管，将导管头端置于右侧锁骨下动脉、右侧腋动脉、右侧肱动脉远段分别造影，见前述动脉未见明确狭窄；再将导管头端置于右尺桡动脉分叉处附近，造影见右尺动脉及右桡动脉，右手掌掌深弓、掌浅弓完整，血流速度正常，拇指主要动脉通畅，拇指固有动脉血流迟缓并可见血栓影（图 3-5），遂送入微导管，使用 0.014in PT 指引导丝将拇指固有动脉血栓影打碎，并经微导管于右侧桡动脉内缓慢灌注尿激酶 10

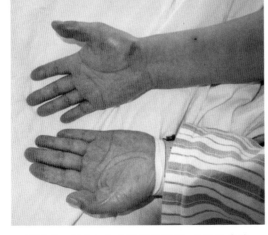

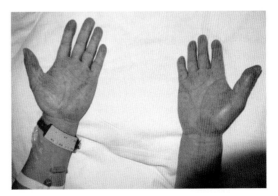

图 3-3 术后 3 天右侧拇指掌侧、鱼际处青紫　　　图 3-4 右侧拇指固有动脉 PCI 后拇指皮肤色泽、温度恢复

万 U，前列地尔 10μg，复查造影显示右侧拇指固有动脉血流恢复 TIMI 3 级，血流较前明显改善（图 3-6～图 3-9）。术后继续使用伊诺肝素，静脉注射罂粟碱（30mg/3h，共 2 次），术后次日右手拇指指尖仍可见青紫，但皮温恢复，复查血栓弹力图：MA 值 71.4mm，提示血小板聚集功能较强，有血栓形成风险；Angle 73.8deg，提示纤维蛋白原水平较强；ADP 受体抑制率 100%，阿司匹林药物抑制率 78.5%。继续三联抗血小板，皮下注射低分子肝素，于术后 4 天，右手拇指完全恢复正常（图 3-4）。期间行颈动脉彩超示：左侧颈动脉内中膜增厚。双下

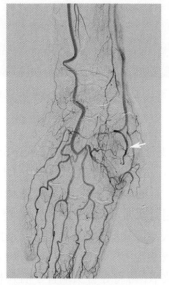

图 3-5 造影显示右侧拇指固有动脉栓塞，可见血栓

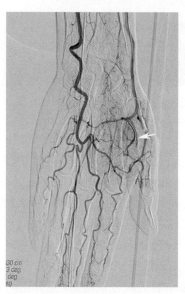

图 3-6 使用 0.014in PT 指引导丝将拇指固有动脉血栓打碎

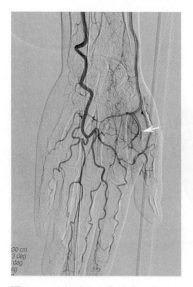

图 3-7 血栓消失，导丝进入更远段

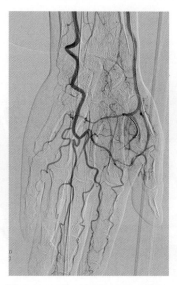

图 3-8 经导丝操作及注入药物，血流增加

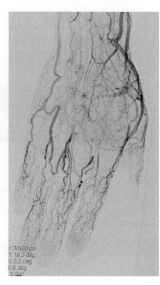

图 3-9 固有动脉血流恢复，指尖血流充盈

肢血管彩超示：①右侧腘动脉内中膜稍厚。②双侧股、腘静脉未见异常。骨髓细胞形态学检查提示：骨髓以成熟阶段细胞为主，血小板可见成堆、成团。BCR-ABL1（P210）融合基因检测：阴性，JAK2 V167基因检测：阳性。血液科诊断为原发性血小板增多症，给予羟基脲片0.5g口服、2次/天。出院后继续服用阿司匹林、西洛他唑、替格瑞洛，随访6个月，血小板波动于（391～405）×10⁹/L，无任何不适。手术过程示意图见图3-10。

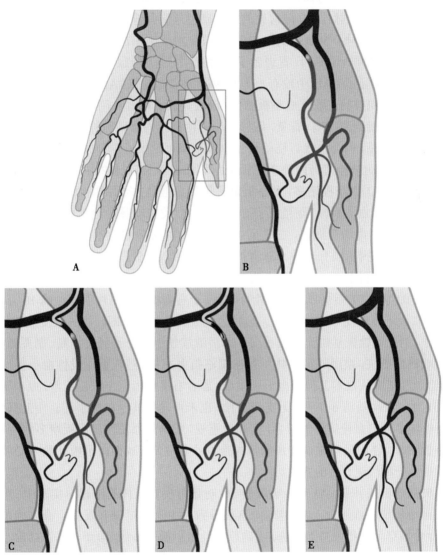

图3-10 A.概貌；B.拇主要动脉栓塞；C.送入微导管；D.导丝捣碎栓子；E.血管恢复灌注（靳志涛制作）

【问题及讨论】

原发性血小板增多症合并急性心肌梗死并不少见，但是经皮冠状动脉成形术（PCI）后引发拇指动脉栓塞鲜有报道。2008年WHO关于原发性血小板增多症的诊断标准：①血小

板计数持续 > $450×10^9$/L；②骨髓细胞血检查提示，主要为巨核细胞系增生，且以成熟的巨核细胞数量的增加为主，无明显粒系或红系增生；③无符合 WHO 诊断标准的慢性粒细胞白血病、真性红细胞增多症、原发性骨髓纤维化、骨髓增生异常综合征或其他骨髓增殖性疾病；④ JAK2 V167 基因或其他克隆标记的表达，或无反应性血小板增多的证据。本例患者符合上述 4 条标准，诊断成立。血栓形成是导致此类患者病死率增高的最常见并发症。据报道，29%～40% 的患者有微血管栓塞症状，而大血管血栓并发症的发生率可达 11%～25%。其中，大部分为动脉栓塞，最常见的发生部位是脑血管，其次是冠状动脉。该患者发生出血性脑梗死时血小板（502～613）× 10^9/L，医生由于害怕出血加重未予抗血小板治疗，也未重视血小板增多并查明原因，置患者于"无治疗"状态，导致 1 年后发生急性非 ST 段抬高性心肌梗死，造影显示 LAD 中段有一 80% 偏心性狭窄，于 LAD 中段植入一枚支架。虽然术中及术后给予积极的三联抗血小板治疗（硫酸氢氯吡格雷 + 阿司匹林 + 替罗非班），仍于术后出现右侧拇指剧烈疼痛、青紫，造影显示右侧拇指固有动脉栓塞。众所周知，PCI 后严重手缺血较为罕见，但会致残。桡动脉狭窄或堵塞可见报道于糖尿病和肾功能不全的患者。但是拇指固有动脉栓塞国内外未见报道。该患者经桡动脉 PCI 后出现这种罕见并发症，分析如下原因：①血小板增多，血小板黏附聚集力强是主要原因；②术后桡动脉止血器压迫桡动脉，桡动脉血流减慢、可能还有血管痉挛，促发桡动脉血栓形成；③血栓弹力图提示阿司匹林、氯吡格雷均有抵抗，三联抗血小板药物的实际效力不足；④去除止血器后血栓向远端移动，堵塞拇指固有动脉。球囊扩张、支架植入是处理桡动脉狭窄、堵塞的常见方法，取代了开放性外科手术。本例患者为右侧拇指固有动脉血栓形成，管径细小，无法行球囊扩张，使用 0.014in PT 指引导丝将血栓打碎，并于右侧桡动脉内注射尿激酶 10 万 U，前列地尔 10μg，血流迅速恢复至 TIMI 3 级。这种急性血栓性堵塞与糖尿病所致慢性动脉硬化性堵塞不一样，消除血栓恢复血流最为重要。术后继续使用低分子肝素抗凝、罂粟碱抗痉挛，并针对氯吡格雷抵抗，换用阿司匹林 + 替格瑞洛抗血小板，且依据原发性血小板增多症治疗指南，给予羟基脲从根本上抑制血小板生成，患者右手拇指完全恢复正常，血小板也控制在 $400×10^9$/L 左右，随访 6 个月，无支架血栓，也未再发生其他血栓事件。由此病例可见，对于血小板增多伴有血栓病史的患者，需高度重视，明确为原发性血小板增多症者，不能单纯抗血小板治疗，使用羟基脲或阿那格雷抑制血小板生成，减少血小板计数是必要的。单采血小板也是一种快速有效的方法。

要从失败病例或并发症病例中吸取教训，防止再次犯同样的错误。实际上，患者半年前就诊断血小板增多症了，但是被忽略，从而导致发生这种罕见并发症。介入处理了拇指栓塞后，行骨髓穿刺和相关基因检测，明确原发性血小板增多症，给予羟基脲后血小板数量控制稳定，抗栓治疗的效果得以保证。另外，在日常工作中处理不规范，Allen 试验术前未执行；刚刚出现症状时，由于管床医生不熟悉桡动脉并发症的识别和处置，拖延了几天；笔者认为该病例并非蓝指症，而是造影证实的单一血栓；掌浅弓与掌深弓分别作用是保证手掌双重供血，而对已经脱离双重供血的发出部位，已非双重供血；该病例在造影时，主要目的是搞清楚何处栓塞，发现是明确栓塞物后才决定捣碎。如果单用导丝，而不用尿激酶、前列地尔、罂粟碱等药物，也不会取得理想的效果。

【专家点评】

　　非常棒的病例，罕见的桡动脉并发症。有几个问题值得探讨：①高栓患者的术前评估很重要，除了血栓药物以外，还应该做 Allen 试验。②桡动脉即便闭塞，由于掌弓动脉交通也不该出现这个并发症，该患者的实际造影证实他的自身弓部交通发育变异。③是否一定要上介入治疗呢？蓝指症主要是远端微小栓塞，治疗关键是局部少量溶栓加抗栓，开通微循环痉挛，如无效可以介入治疗。从影像资料看，肢端的血管弓很多，药物治疗还是有机会的，不一定非要上介入治疗。④桡动脉压迫 6 小时有些长了，我查房时经常说的一句话是：桡动脉局部"指甲盖儿"大，用得着使那么大劲和长时间压吗？碰上这种特殊患者就出事了。⑤该病例的一个大亮点就是介入路径，估计患者个头不高，不然 125cm 的导管不够长。125MPA 管加微导管完成了桡动脉超选，后来用的导丝长 190cm，幸好有路径图指导。

　　末端微栓塞形成后高栓状态的双重供血系统也无能为力。远端栓塞导致的蓝指现象就是蓝指症，即便是单一栓塞。只有胆固醇结晶的栓塞才是多个微动脉栓塞，如下肢动脉、肾动脉介入等。蓝指症常见于：①动脉血流减少，如栓塞、血栓、血管收缩舒张功能不全、感染、钙化性血管病等；②静脉血流受损，如广泛静脉血栓；③循环血液异常，如病变蛋白血症合并高黏血症、骨髓异常增生综合征、原发性血小板增多症、冷沉淀纤维蛋白原血症等。遇见蓝指症，需要全面考虑，根据具体的情况选择合适的治疗。

参 考 文 献

[1] Tefferi A，Vardiman JW. Classification and diagnosis of myeloproliferative neoplasms: the 2008 World Health Organization criteria and point-of-care diagnostic algorithms. Leukemia，2008，22（1）：14-22.

[2] Tefferi A，Barbui T. Personalized management of essential thrombocythemia-application of recent evidence to clinical practice. Leukemia，2013，27（8）：1617-1620.

[3] Tefferi A，Fonseca R，Pereira DL，et al. A long-time retrospective study of young women with essential thrombocythemia. Mayo Clin P roc，2001，76（1）：22-28.

[4] Barbui T，Thiele J，Passamonti F，et al. Survival and disease progression in essential thrombocythemia are significantly influenced by accurate morphologic diagnosis: an international study. J Clin Oncol，2011，29（23）：3179-3184

[5] Cremonesi A，Campos Martins EC，Liso A，et al. Percutaneous Angioplasty of Radial Artery and its Deep Palmar Branch for Critical Hand Ischemia-A Case Report. EJVES Extra，2009，17：51-53

[6] Roberto Ferraresi，StefaniaMariasole，Marina Cornacchiari，et al. First use of drug-eluting balloon for below-the-elbow artery occlusion in a hemodialysis patient: a 3-year follow-up. J Vasc Access 2013，14（2）：202-203

[7] Dineen S，Smith S，Arko FR. Successful percutaneous angioplasty and stenting of radial artery in a patient with chronic upper extremity ischemia and digital gangrene. J Endovasc Ther 2007，14：426-428

[8] Ferraresi R，Ferlini M，Sozzi F，et al. Images in cardiovascular medicine. Percutaneous transluminal angioplasty for treatment of critical hand ischemia. Circulation，2006，114：e232-234

[9] Barbui T，Barosi G，Grossi A，et al. Practice guide lines for therapy of essential thrombocythemia: a statement from the Italian society of experimental hematology and the Italian group for bone marrow

transplantation. Haematologica，2004，89（2）：215-232

[10] Birgegard G. Pharmacological management of essential thrombocythemia. Expert Opin Pharmacother，
2013，14（10）：1295-1306

[11] Hirschmann JV，Raugi GJ，et al. Blue（or purple）toe syndrome. J Am Acad Dermatol，2009，60（1）：1-20

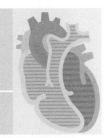

病例 4
急诊 PCI 术后右前臂重度血肿

【病史介绍】

患者男性，79 岁，主因"突发胸痛 3 小时"入院。患者于 3 小时前突发胸痛，呈胸骨后闷痛，伴有头晕、黑蒙，无意识丧失及晕厥，伴有恶心、大汗，无腹痛及放射痛；急呼 120 送入我院急诊科，急诊心电图提示"窦性心律，心率 45 次 / 分，二度 I 型房室传导阻滞，伴 I、aVL、$V_1 \sim V_6$ 导联 T 波倒置，ST 段压低约 0.05mV"，遂以"急性冠状动脉综合征"收住我科。既往史：患者 2 年前诊断为"腔隙性脑梗死"，长期服用中成药（具体不详），否认高血压病、糖尿病等病史，无吸烟、饮酒史。入院查体：T 36.8℃，P 50 次 / 分，R 20 次 / 分，BP 100/60mmHg。急性病容，表情痛苦，心肺听诊无异常。实验室检查：C 反应蛋白 5.0mg/L，白细胞 10.87×10^9/L↑，中性粒细胞 73.0%↑，钠 133.7mmol/L，钾 3.8mmol/L，BUN 6.15mmol/L，Cr 97.09mmol/L，心肌酶、肌钙蛋白及 BNP 均正常。心脏超声检查：左室 LVEF 52%，左室舒张功能减低，左室室壁节段性运动异常。

【诊疗过程及思路】

入科后给予抗凝、抗血小板、扩冠、改善循环、降脂、稳定斑块等治疗，再次复查心电图提示：二度 II 型度房室传导阻滞，伴 I、aVL、$V_1 \sim V_6$ 导联 T 波倒置，ST 段压低约 0.05mV，心室率 40 次 / 分；复查肌钙蛋白升高，患者胸痛症状持续不缓解，结合心肌生化标志物显著增高及心电图变化等特点，修正诊断为："急性非 ST 段抬高型心肌梗死"，考虑患者符合 NSTE-ACS 紧急侵入干预的指征，遂向家属充分告知病情后，急诊行冠状动脉造影评估，以明确血管情况。

先经右股静脉途径植入临时起搏电极后，经右桡动脉途径冠状动脉造影提示：LM 正常；LAD 起始部即完全闭塞，全程未见显示（图 4-1）；LCX 未见有意义的狭窄（图 4-2）；⑤ RCA 开口部完全闭塞，可见鼠尾状残端，伴血栓形成（IRA）（图 4-3）。

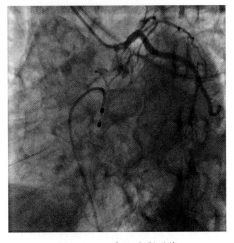

图 4-1 蜘蛛位造影图像

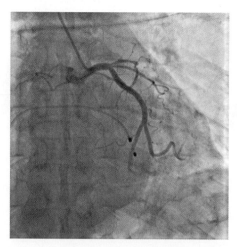

图4-2　足位造影图像

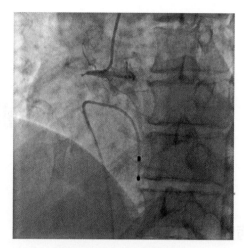

图4-3　RCA为罪犯病变

病情分析：患者呈严重多支病变，LAD为慢性完全闭塞病变，LCX未见向LAD提供的侧支血管，考虑患者LAD供血区域平时可能由RCA逆向供血，此次RCA急性闭塞，受累心肌面积较大，加之发病以来患者血压、心率不稳定，病情危重，预后不佳。紧急向家属交代病情后，决定在IABP支持下行急诊介入治疗开通RCA。

选取右股动脉途径，植入8F金属鞘，透视下植入40CC主动脉球囊反搏导管（ARROW），设定反搏比为1∶1，更换JR4指引导管，先以BMW指引钢丝轻柔试探RCA近段病变，导丝前行受阻（图4-4），遂更换PT指引钢丝继续试探，导丝成功进入RCA远段（图4-5）。

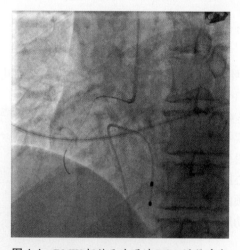

图4-4　BMW钢丝无法通过RCA近段病变

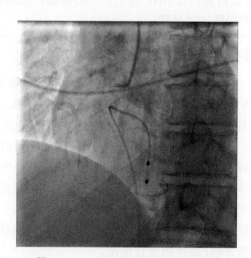

图4-5　PT钢丝成功进入RCA远段

多角度造影明确导丝位于血管真腔后，再以2.0mm×12mm球囊对RCA近段扩张成形，复查造影RCA全程恢复灌注，可见RCA血栓负荷较重，于近中段及中远段可见成形条状血栓，此时患者出现再灌注心律失常，对症处理后，于冠状动脉内注射替罗非班10ml，再以6F血栓抽吸导管进行抽吸，可抽出红白混杂血栓（图4-6），共抽吸8次后，复查造影显示，除后三叉前残余血栓存在外，RCA血流可恢复至TIMI 3级（图4-7）。

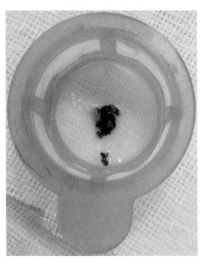

图 4-6　手动血栓抽吸可抽出红白混杂血栓

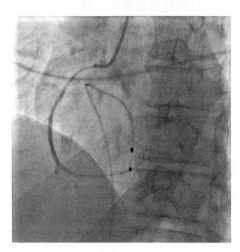

图 4-7　RCA 全程恢复血流

RCA 近段 - 近中段残余狭窄较重，遂于该处植入 3.0mm×30mm 支架（resloute，MEDT-RONIC），16atm 扩张 7 秒成形（图 4-8）。复查造影显示 RCA 近段 - 近中段病变处满意成形，RCA 血流为 TIMI 3 级（图 4-9）。结束手术后保留主动脉球囊反搏导管、临时起搏电极转入 CCU 进一步治疗，患者病情危重，为防止缺血事件再次发生时可随时上台评估，故保留了桡动脉鞘管。

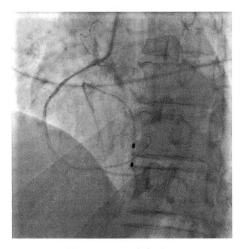

图 4-8　RCA 支架定位

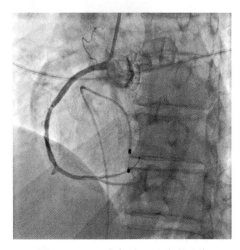

图 4-9　RCA 支架植入后造影图像

手术结束时为早上 8:00，术后给予抗凝、抗血小板、调脂治疗，观察病情平稳后于夜间 20:00 拔除右桡动脉鞘，以充气式桡动脉止血器（TR Band）压迫止血，拔鞘后观察 5 分钟未见穿刺点渗血。21:00 患者诉右手不适，右手背稍肿胀，前臂皮肤松软、未见皮下血肿等，值班医生遂予止血器减压放气；23:00 患者又诉前臂胀痛不适，值班医生未予查体再次将止血器减压放气，并以无菌纱布对右前臂近心端加压包扎。因恰逢夜间，未再继续观察前臂情况。

待次日清晨交接班时发现该患者右前臂已高度肿胀,且皮肤张力较高,前臂中部可见皮下淤血伴两个张力性水疱形成(图4-10),手指活动受限、运动及感觉功能尚存在,考虑患者出现前臂肿胀的原因是桡动脉穿刺点渗血所致,当务之急为迅速止血、并减轻前臂肿胀,以减少血管、神经受损的风险,于是9:00停用替罗非班及低分子肝素,保留双联抗血小板治疗,对右桡动脉穿刺点进行适度压迫止血,遂给予抬高患肢(前臂下方以枕头垫高),并予硫酸镁湿敷。

下一步怎么办?面对该并发症特点,分析如下:

1. 并发症出现原因,患者冠状动脉病变严重,病情不稳定,因此工作重点放在了稳定生命体征,危重症救治方面,对穿刺点的处置重视不够;拔除鞘管1小时后患者诉手背不适,可能与手部静脉回流不畅有关,此次嘱患者活动手指、被动屈伸可能会缓解症状,而非过早减压放气;而当夜23:00患者诉前臂胀痛不适时,仔细检查穿刺点压迫情况、前臂肿胀程度及动脉搏动、皮温是必须的,并据此判别前臂肿胀的原因,而非一味的对止血器减压放气,从而埋下了桡动脉持续渗血于前臂皮下的祸根(图4-11);夜间没有继续观察前臂情况,导致并发症未能及时识别并处置。

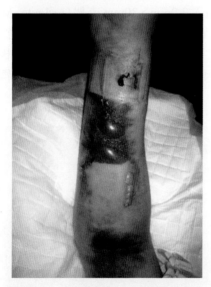

图4-10　次日清晨患者右前臂高度肿胀

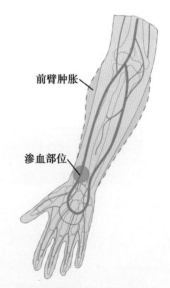

前臂肿胀

渗血部位

图4-11　前臂血肿原因分析

2. 患者保留鞘管期间,未出现前臂血肿,故出血点不考虑术中超滑导丝所致的桡动脉细小分支穿孔所致;拔除鞘管后过早对止血器减压放气,低压力的止血器压闭了皮肤穿刺点却可能使桡动脉穿刺点在皮下不断的渗血,导致皮下血肿发生。

3. 下一步诊疗策略为,请骨科评估前臂血肿情况,评估患肢外周血管及神经功能,给予专业指导意见。

拔鞘第2日9:30骨科会诊,考虑虽然尚达不到骨筋膜室综合征诊断标准,但为避免肢体坏死、神经损伤等严重并发症建议尽快行前臂切开减压。手术组则期望通过抬高患肢、硫酸镁湿敷治疗,患者前臂症状可能缓解。向家属交代病情后,决定继续观察,期间给予掌侧前臂肿胀部位针刺抽吸减压,无明确效果,遂继续抬高患肢、硫酸镁湿敷,至13:00患者症状并未缓解,前臂出现大量张力性水疱,皮下瘀斑显著(图4-12)。触诊皮肤张力与清晨时接近,至少皮肤张力未进一步增高,考虑患者压迫出血点有效(在此张力下出血点达到动态平衡),在此期间一直监测患肢皮温、尺桡动脉搏动及外周神经功能,随时备外科手术。

于14:00再次请骨科会诊,仍建议开放手术,但必须停用抗凝、抗血小板药物,考虑到患者血栓负荷重,冠状动脉情况差,停用抗栓药物可能导致急性支架内血栓形成,进退维艰。

再次查体发现肿胀区域局限在前臂,患肢上臂皮肤松软,权衡利弊,遂决定将右上肢进行竖直悬吊(图4-13),拟借助重力作用,使前臂皮下血肿向上臂皮下松软处迁移,达到尽快消肿的目的。观察4小时后,至18:00患者前臂肿胀已明显缓解,上臂较前略肿胀,患者手指活动恢复,证实该悬吊法治疗有效。

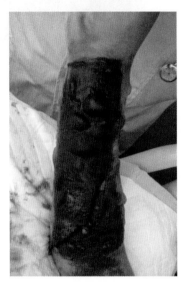 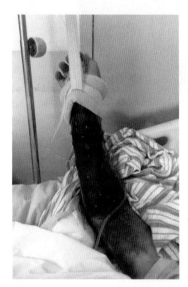

图4-12 13:00前臂出现大量张力性水疱　　　图4-13 重力悬吊法缓解前臂肿胀

因皮下组织及皮肤长时间呈高张力状态,患者前臂掌侧与背侧充满张力性水疱(图4-14),鉴于前臂皮肤张力已明显缓解,遂给予前臂皮肤彻底消毒后嘱患者尽量限制前臂活动,以减少水疱破裂的可能。

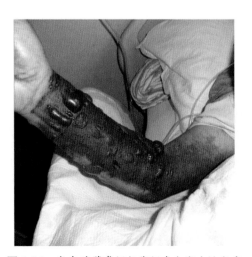

图4-14 患者前臂掌侧与背侧多个张力性水疱

　　拔鞘第 3 日下午查房时见患者因肢体活动原因,前臂部分水疱破裂污染,水疱皮破裂损毁,皮下组织外露(图 4-15),考虑水疱皮为良好的组织屏障,担心进一步损毁,于是将前臂充分消毒后,使用无菌注射针头在各个张力性水疱下部小心抽吸水疱内组织液(图 4-16),充分保证水疱皮的完整性,使水疱皮与皮下组织良好贴敷,抽吸完毕后将前臂再次彻底消毒,以无菌敷料包扎(图 4-17)。

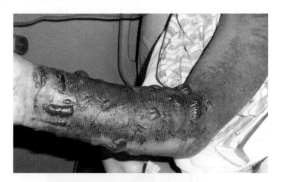

图 4-15　拔鞘第 3 日部分水疱破裂

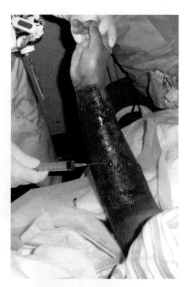

图 4-16　抽吸水疱

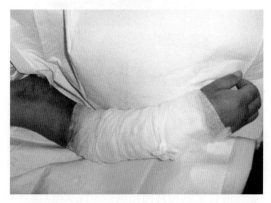

图 4-17　抽吸完毕后彻底消毒,无菌敷料包扎

　　之后给予每日换药,拔鞘第五日观察患者前臂自行磨破水疱的部位皮下组织暴露,仍有少量渗出液,而抽吸处均较干燥,愈合良好(图 4-18)。拔鞘第 7 日观察患者前臂组织暴露处已无渗出,逐渐愈合(图 4-19)。拔鞘第十日观察患者前臂原水疱皮部分脱落,色素沉着开始变浅,基本愈合(图 4-20)。至拔鞘后第 24 日患者出院时,患肢前臂皮肤已完全恢复正常(图 4-21)。

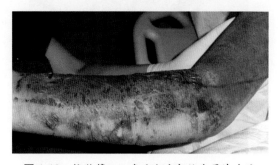

图 4-18　拔鞘第 5 日磨破水疱部位少量渗出液

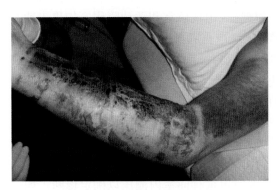

图 4-19 拔鞘第 7 日已无渗出

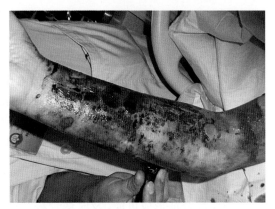

图 4-20 拔鞘第 10 日原水疱皮部分脱落

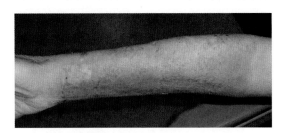

图 4-21 拔鞘后第 24 日皮肤已完全恢复正常

【问题及讨论】

前臂血肿是经桡动脉介入治疗常见的血管并发症,除患者解剖学变异、器械不匹配等因素外,多与术中操作不细致、术后处置不妥当有关;对于血管相关并发症的处置,根本原因在于术者的战略忽视而非技术不熟练,因此,避免发生并发症的法宝应该重在预防。术者往往重视患者最危及生命的疾病救治,但在穿刺路径方面重视不足。一旦出现前臂血肿等并发症,要善于早期识别、正确处理,防止轻微的并发症向更深处下滑,另外,非介入临床医生也要掌握介入手术相关并发症的识别与处理,必要时及时邀请手术医师指导处置,切勿等患者的前臂肿成了"紫茄子",才想起来应该向上级医师汇报。

当出现前臂血肿时,需要评估是否仍存在内出血,有时止血器压迫了皮肤穿刺点却无法对血管穿刺点形成有效压迫,从而产生皮下血肿、假性动脉瘤等。因此,除了认真查体外,对于拿不准、分不清的穿刺点,也可以借助超声检查手段;同时,对于血管相关并发症的处置,一定要咨询手术团队,探寻术中有无特殊情况、有无出现该并发症的诱因等。其次,是对皮下血肿的有效减压,国内学者的做法不一,有局部外敷、药物脱水、针刺减压等方法,本例患者在常规治疗方法无效时,采用悬吊法减压,取得了明确的效果,亦为可参考的方法之一,但是需注意的是,悬吊时需防范手腕部提拉部位的皮肤保护,防止进一步并发症的发生。

骨筋膜室综合征是经桡动脉介入治疗的严重并发症,是指出血导致前臂骨筋膜室压力增高,压迫血管、神经继而发生缺血、坏死而出现的临床综合征。由于骨筋膜室的结缔组织没有拉伸的余地，因此骨筋膜室的空间几乎是固定的（图4-22），发生骨筋膜室综合征时，前臂闭合解剖间隙内组织压力升高，压迫血管和神经，出现感觉和运动障碍。如果未能及时诊断和治疗，可能导致不可逆的神经和肌肉损伤，严重者可发生肢体坏死、肾衰竭和死亡。骨筋膜室综合征的典型临床表现为5个"P"，疼痛（pain，超过预期的疼痛），感觉异常（paresthesia），苍白（pallor），麻痹或瘫痪（paralysis），无脉（pulselessness）。长期正中神经受压缺血可导致患者发生腕部挛缩畸形，表现为前臂不能旋前，手指伸屈受限，拇指不能做对掌运动，鱼际肌隆起消失。肌电图显示正中神经受损，严重时由于肢端坏死患者需要截肢甚至死亡。骨筋膜室综合征的早期诊断至关重要，如术肢出现持续、进行性疼痛、肿胀、活动受限、被动牵伸痛、皮肤色泽苍白、张力增高、指端感觉异常、肌力减退的症状，则须警惕骨筋膜室综合征形成可能，及时请骨科会诊，必要时可进行间室内测压以确定诊断。如果患者疼痛感觉消失、指端冰冷和苍白，应及早切开减压。一旦发生骨筋膜室综合征，则面临切开减压与抗栓治疗两种治疗方法的取舍，对于ACS高血栓负荷患者来讲，停止抗栓治疗无异于铤而走险，因此，对于此类并发症一定要积极预防，避免发生。

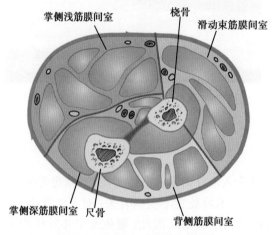

图4-22 前壁各骨筋膜室示意图

张力性水疱的形成原因是局部皮肤过度肿胀和张力过高，血液循环障碍，血管的通透性增加，组织液渗出所致，水疱皮为良好的生物敷料，有保护创面、保湿、促进愈合的作用，张力性水疱处理得当，一般两周之内多能自行愈合不留瘢痕，而一旦处理不当，导致水疱皮破损缺失，可能会导致继发感染，并可以导致水疱基底层干燥、组织脱水致使创面加深；将较大的水疱穿刺抽液是宜保持水疱皮完整，与基底贴敷良好，表面彻底消毒后可使用凡士林纱布覆盖，促进愈合。换药时需观察敷浸湿情况，若有异味或过多分泌物，则需给予抗感染药物治疗。

【专家点评】

非常有意思的病例，也是教训惨痛的病例，资料收集的比较齐，病情恢复过程观察的也比较仔细，好在患者恢复的还可以，万一需要切开或者截肢，那么无论对患者还是医生的教训都是异常深刻的，因此，我们需要深刻的反思：作为心内科医生，经常把心、脑、肾等重要脏器看得很重,抢救起来敢于冲锋,可是,打了一场漂亮的大仗下来,却输在了最不应该出问题的小问题上,患者痛苦不堪,医生焦头烂额,因此,这个教训是需要大家永远牢记的,还是那句话:"千里之堤,毁于蚁穴",并发症没有"圆满成功处置"一说,预防并且使其不发生,对患者才是最有意义的。

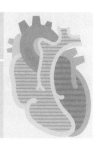

病例 5
室上性心动过速射频消融术后突发左前胸壁血肿

【病史介绍】

患者男性,49 岁,主因"发作性心悸 30 年,再发加重 3 个月"入院。患者 30 年前无明显诱因出现心悸不适,伴胸闷气短,无胸痛、晕厥、意识丧失等,可自行缓解,曾于外院行发病时心电图检查提示"室上性心动过速",未予诊治,发作频率为 1～2 次 / 年。3 个月前劳累、激动后上述症状再次发作,近 3 个月来症状发作频率为 1～2 次 / 天,最长持续 1 小时后方可缓解。为求诊治急来我院,急诊 ECG 示室上性心动过速,以"室上性心动过速"收入我科。患者既往体健,无高血压病、糖尿病等病史,无传染病史,右上臂曾行文身术,无瘢痕增生等,否认食物药物过敏史等。无烟酒嗜好,无放射物、毒物、毒品接触史,否认家族史。入院后查体无特殊,病房 ECG 示:窦性心律,心率 77 次 / 分。实验室检查:HGB 169g/L,D- 二聚体 0.9mg/L,总胆固醇 6.04mmol/L,甘油三酯 2.41mmol/L,空腹血糖 10.42mmol/L,尿酸 459.4μmol/L。心脏超声检查无异常。

【诊断】

①室上性心动过速;②代谢综合征:高脂血症,2 型糖尿病? 高尿酸血症。

【诊疗过程及思路】

入院后完善相关检查,次日行心脏电生理检查及射频消融术,术中分别穿刺右股静脉、左锁骨下静脉(盲穿法一针完成),植入 CS 电极、心室电极、HIS 电极,常规刺激诱发出阵发性室上性心动过速,并显示 CS1、2 起源较早,提示为左侧旁道。行房间隔穿刺,于对所标测出的房室旁道进行消融,消融后未再引出阵发性室上性心动过速,术毕。术中予普通肝素 3000U,术后血压 125/80mmHg,心率 72 次 / 分,手术结束时未给予肝素拮抗。

术后左锁骨下静脉穿刺点皮肤加压包扎,包扎时未见穿刺点出血及皮下血肿,包扎后听诊双肺呼吸音清晰,未闻及左侧胸腔过清音。术后 3 小时患者诉左前胸壁穿刺点下方肿胀不适,仅告知陪床家属,家属描述穿刺点下方为鸡蛋大小的突起,20 分钟内肿胀区域逐渐扩大至直径约 10cm,并逐渐变硬(图 5-1),遂紧急告知值班医生,当时患者生命体征平稳,血压 120/80mmHg,心率 95 次 / 分,诉左前胸壁疼痛难忍。立即给予肿胀区域压迫,开放液路补液治疗,行 X 线胸片检查未见血胸征象,并急请床旁超声检查示:左前胸壁深部血肿(图 5-2)。

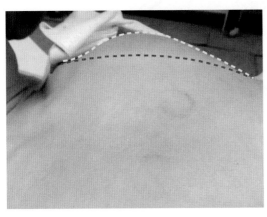

图 5-1　左前胸壁突发肿胀

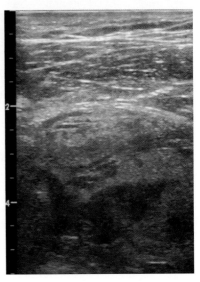

图 5-2　急诊超声：左前胸壁深部血肿

因患者左前胸壁锁骨下区域有明确的穿刺操作史并已完成经静脉入路的射频消融术，考虑为锁骨下静脉穿刺时误穿该区域的动脉分支，该血肿呈进行性增大趋势，皮肤张力亦不断增高，向家属充分交代病情后，决定立即行经桡动脉途径左锁骨下动脉及分支诊断性造影术（备出血动脉栓塞术）。

术中见左锁骨下动脉、左腋动脉分支完整，左侧乳内动脉主干未见明确渗出（图 5-3），左乳内动脉发出粗大的分支并与左侧胸外侧动脉形成交通支（图 5-4），示意图见图 5-5，该分支并未沿肋间走行，且直径明显较肋间前动脉粗大，其与胸外侧动脉分支的供血区域恰位于左锁骨下穿刺区域。

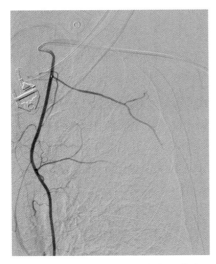

图 5-3　造影见左乳内动脉未见渗出

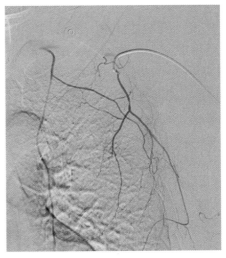

图 5-4　左乳内动脉分支与左胸外侧动脉形成异常交通支

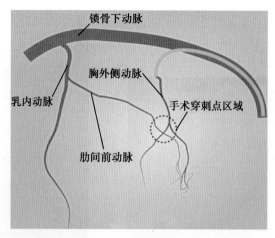

图5-5 该患者穿刺部位血管走行示意图

造影时未见明确对比剂渗出，考虑与血肿张力大导致出血速度减慢有关，因此对左侧乳内动脉主干使用 2mm×2mm 明胶海绵颗粒，使用 1mm×1mm 明胶海绵颗粒混合 500～700μm 微球颗粒对肋间前动脉及左胸外侧动脉分支进行完全栓塞（图5-6），术后左前胸壁血肿区未再见供血动脉（图5-7）。

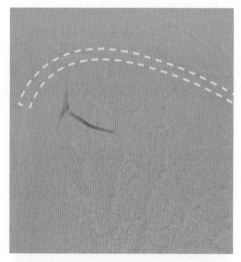

图5-6 术中对肋间前动脉及左胸外侧动脉分支进行完全栓塞

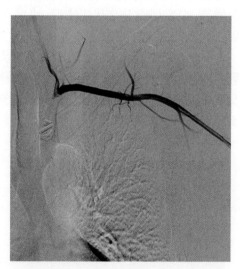

图5-7 复查造影左前胸壁血肿区供血动脉均被栓塞

术后返回病房，拟行血肿穿刺减压时发现，栓塞术后血肿张力已明显减轻，血肿范围未见明显增大，可见皮下大片瘀斑出现（图5-8），在血肿中央区使用 20mm 注射器试穿一针后可于深部抽出暗红色血液（图5-9），因患者疼痛不适感减轻，遂停止穿刺减压，继续给予压迫止血。

术后 12 小时患者血肿区皮肤张力已接近于正常皮肤，局部仍可见大面积隆起，术后 36 小时血肿区皮肤隆起完全恢复，HGB 131g/L；术后 8 天可见前胸大面积瘀斑残留（图5-10）。

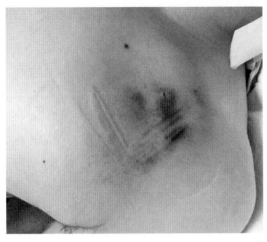

图 5-8　栓塞术后血肿张力明显减轻,瘀斑出现

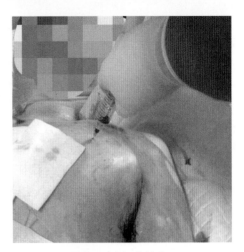

图 5-9　试行穿刺减压

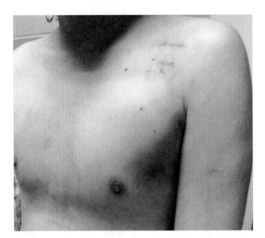

图 5-10　术后 8 天可见前胸多处瘀斑残留

【问题及讨论】

对于锁骨下静脉穿刺后的前胸壁皮下血肿,可以采取外力压迫等保守治疗,该例患者超声证实为深部血肿,单纯外力压迫不一定奏效,一旦破入胸腔内有可能形成血胸,监测难度大,并有动脉活动性出血进而影响血流动力学导致失血性休克的风险。

诊断性血管造影,不一定检出活动性出血部位,但是可以排除较大动脉的损伤,也可以结合解剖学定位,将所有可能出血的供血动脉阻断,阻止出血并发症进一步恶化的进程。

1. 技术要点

(1)要熟悉穿刺路径的局部解剖结构,准确判断可能的出血部位;

(2)诊断性造影时对于疑似的出血部位及时栓塞;

(3)对于没有明确渗出的血管根据其分布部位也可以预防性临时栓塞;

(4)出血速度较快时果断使用弹簧圈等永久性栓塞物迅速止血;

(5)要了解栓塞物特性和使用技巧,采用合适的栓塞剂;

（6）左侧胸廓内动脉尽量不用永久性栓塞剂栓塞，尽量使其能够再通，为以后 CABG 保留备用血管；

（7）栓塞时要全程透视，防治栓塞剂返流导致误栓塞；

（8）必要时采用微导管进行超选择性插管，防治正常动脉误栓塞等。

2.诊疗思维及解剖学基础　射频消融术后的主要并发症为心脏（穿孔、填塞等），外周血管并发症相对少见，锁骨下静脉穿刺的常见并发症包括误穿动脉、气胸等，均有特异性症状和体征，可以早期发现。患者术后 3 小时后突然出现进行性皮下血肿时，首先应该按照动脉出血的抗休克治疗，保障生命体征稳定，同时完善体格检查和相关影像学检查，明确出血的大致血管。当依靠外力压迫无法控制病情的进展时，邀请相关学科协助诊治是比较明智的。

锁骨下静脉穿刺时由于个体差异或术者进针角度的原因，可能会穿破锁骨下静脉或壁层胸膜，从而导致出血、气胸、血胸等并发症，向后进针过深也可能导致误穿锁骨下动脉，尤其是对误穿的锁骨下动脉穿刺点使用鞘管扩张后，可能导致严重并发症发生。

进行有创操作，需要对所穿刺区域的局部解剖有全面的掌握。胸壁软组织结构分为浅层（包括皮肤和浅筋膜）、外层（包括深筋膜和胸廓外肌层）、中层（包括肋间肌、肋间血管和肋间神经）和内层（包括胸廓内血管、胸横肌、胸内筋膜和壁层胸膜）（图 5-11），锁骨下静脉穿刺路径中可能会损伤的动脉包括：胸廓内动脉、肋间前动脉、胸外侧动脉等（图 5-12），而可能造成严重并发症的情况是血胸，因为其不易早期观察识别，位于浅层的皮下血肿多数是细小动脉出血，易于压迫，而肋间动脉出血由于肋骨及肋间肌的影响，压迫效果并不满意。

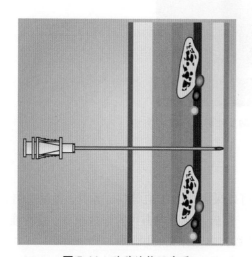

图 5-11　胸壁结构示意图

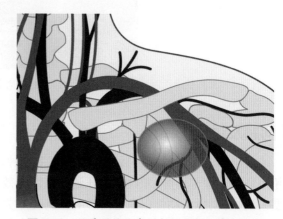

图 5-12　锁骨下静脉穿刺部位局部血管走行图

【观点争鸣】

A：术后血肿张力如此之大，不像是静脉出血，曾经遇到过锁骨下静脉穿刺时误穿锁骨下动脉的情况，从回血颜色、喷血速度快等方面比较容易与静脉鉴别。

B：对于误穿锁骨下动脉的处理，尤其是已经进行扩张的，一定要保持导丝不要拔除，请胸外科医生支援，有报道称可以使用 proglide 缝合器缝合止血。

C：如果该患者术中损伤锁骨下动脉的话，估计在术中就会出血了，该例患者术后拔鞘压迫后 3 小时才出血，考虑与穿刺损伤动脉分支有关。

【专家点评】

该例虽然属于少见并发症，但是一定要对此类事件有所警惕，需要准确判断疾病的危重程度，尤其是要除外较大动脉损伤的可能。在日常工作中，切勿因为担心小的并发症被发现而刻意隐瞒，防止存在侥幸心理，有时可能小的并发症拖延治疗后也会进展为严重并发症，因此，希望大家在工作中严格按照规程进行操作，学会识别及处置各类并发症。针对该患者，同意积极进行造影检查排除大血管出血和明确出血位置，但对于造影没有发现明确出血部位时，是否一定要采取积极封堵的治疗方法有待商榷，我们也胸部血肿的患者，大多数经保守治疗好转。

病例 6
介入术中发生冠状动脉夹层导致血管急性闭塞

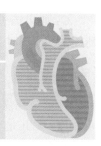

【病史介绍】

患者女性，71 岁，主因"间断胸痛 5 年，加重 2 个月"入院。患者于 5 年前始间断出现胸痛，活动后和情绪激动时诱发，持续时间长短不一，最长达 1 小时，未正规治疗。3 年前曾于外院行冠状动脉造影示"三支病变，并植入 3 枚支架（具体不详）"，术后症状明显改善。出院后规律服用"阿司匹林、氯吡格雷、单硝酸异山梨酯，阿托伐他汀"等药物。入院前 2 个月来，患者多于快走及爬楼梯时出现胸痛，部位在剑突下，持续 1～2 分钟，休息后缓解。既往有高血压病 10 余年，有高脂血症病史 1 年，BMI 29.5。入院心电图：Ⅱ、Ⅲ、aVF、V₃～V₆ 导联 T 波低平。

【诊断】

冠心病，不稳定型心绞痛，高血压病，高脂血症。

【诊疗过程及思路】

入院后行冠状动脉造影提示：左主干未见明显狭窄，前降支支架内内膜增生，远端迂曲，迂曲处可见多处局限狭窄 70%～80%；回旋支支架内内膜增生。右冠状动脉近段节段性狭窄 90%，右冠状动脉中段局限性狭窄 50%（图 6-1）。

用桡动脉造影管行右冠状动脉第二个体位造影时即出现右冠状动脉近段夹层（图 6-2）。

迅速决定处理右冠状动脉近段病变，立即将 6F JR3.5 指引导管送到右冠状动脉开口，先后使用 BMW、Runthrough、Field FC 在 Invatec OTW 1.0mm×10mm 支撑下，均未能送至血管真腔，重复造影示夹层病变远端血管闭塞（图 6-3）。患者出现胸痛、后背痛，心电监护示Ⅱ、Ⅲ、aVF 导联 T 波高尖，心率减慢至 40 次／分，血压一过性下降，最低 89/70mmHg，给予阿托品 0.5mg、吗啡 3mg 静推，穿刺右股动脉留置动脉鞘，IABP 备用，患者心率逐渐升至 80 次／分。

撤出 OTW 球囊及导丝，调整指引导管方向，用另一 Runthrough 导丝成功通过病变送至右冠状动脉远段，用 Maverick 2.5mm×15mm 球囊至右冠状动脉近段堵住夹层开口，扩张病变处后先植入 EXCEL 3.0mm×36mm 支架盖住近段病变及夹层入口处，冠状动脉内注射硝酸甘油 100μg 后复查造影示血管夹层延伸至中远段，依次送入、EXCEL 2.5mm×36mm、EXCEL 2.75mm×24mm 支架覆盖病变，造影显示支架膨胀贴壁良好，无夹层，TIMI Ⅲ级

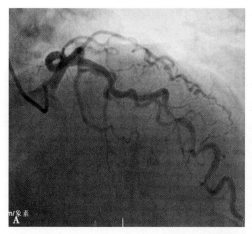
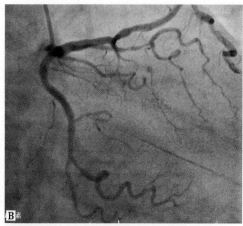
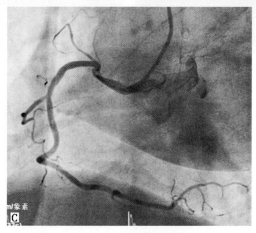

图6-1　A. 左主干未见明显狭窄，前降支支架内内膜增生；B. 显示回旋支支架内内膜增生；C. 显示右冠状动脉近段局限性狭窄90%，右冠状动脉中段局限性狭窄50%

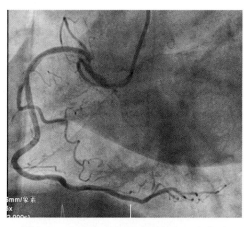

图6-2　右冠状动脉近段病变处可见夹层

（图 6-4）。心电图示Ⅱ、Ⅲ、aVF 导联 T 波低平，心率 60 次 / 分，血压 140/70mmHg。术后病情平稳，无症状，观察数天后出院。

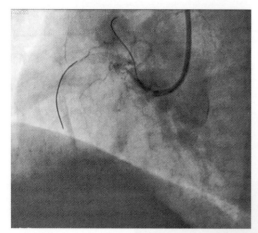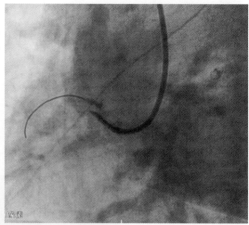

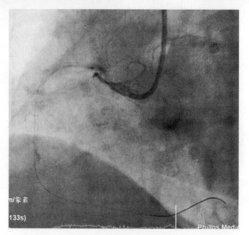

图 6-3　导丝多次进入假腔，不能进入真腔，远端无血流

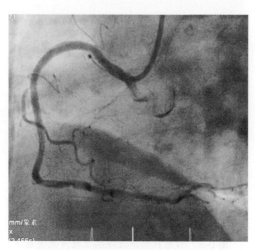

图 6-4　支架后造影可见狭窄消失，右冠状动脉全程显影

【问题及讨论】

冠状动脉夹层分为原发性夹层与继发性夹层。原发性夹层与妊娠、冠状动脉粥样硬化、结缔组织病等相关，发病率低。此次主要对继发性冠状动脉夹层进行讨论。

1. 冠状动脉夹层的危险因素有哪些？

（1）临床因素：急性冠状动脉综合征患者发生率较高。

（2）解剖因素：严重扭曲及成角病变导致球囊扩张时血管壁受力不均匀。长节段和弥漫性病变：病变长度大，夹层发生率随之增加。钙化病变：易发生在钙化和非钙化病变交界处。严重偏心性病变：球囊扩张时血管壁及斑块受力不均匀。慢性闭塞性病变、复杂冠状动脉病变：操作复杂，易导致操作相关性夹层。本患者右冠状动脉近段存在斑块，病变扭曲、成角为易患因素。

（3）器械因素：指引导管因素：如导管深插过度、应用 Amplatz 等特殊指引导管。球囊因素：球囊 / 血管直径≥1.2，普通球囊高压力扩张钙化病变，球囊破裂，切割球囊或双导丝球囊技术治疗血管弯曲处病变。导引钢丝因素：较硬的导丝通过钙化、扭曲病变，易损伤血管内膜或刺破血管壁。造影剂因素：用力注射造影剂可使夹层加重。冠状动脉支架因素：发生的部位多为支架的两端，尤其是远端，多因支架球囊扩张时支架对管壁挤压导致。本患者造影导管进入冠状动脉较深，接触并损伤右冠状动脉近段斑块，用力注射造影剂导致冠状动脉夹层发生，并进行性加重。

2. 冠状动脉夹层有哪些分型？

根据冠状动脉夹层的形态学特点及严重程度，目前统一按照 NHLBI 标准分为 A～F 共 6 型。A 型为血管腔内少许内膜撕裂透亮影，造影剂排空大致正常，急性闭塞发生率为 0。B 型为平行的内膜撕裂呈双腔，无明显造影剂潴留或轻度排空延迟，急性闭塞发生率 3%。C 型为假腔形成伴造影剂排空延迟，急性闭塞发生 10%。D 型为螺旋形夹层伴造影剂潴留，急性闭塞发生率 30%。E 型为经皮腔内冠状动脉成形术（PTCA）后出现血管腔内充盈缺损，急性闭塞发生率 9%。F 型为冠状动脉的完全闭塞[1]。值得注意 E、F 型也可能为血栓所致，需注意鉴别，必要时行 IVUS 检查。

识别冠状动脉夹层：在造影下血管局部出现管腔内充盈缺损、管腔外对比剂滞留或内膜片提示夹层。夹层可迅速沿血管向前扩展并导致濒临闭塞甚至完全闭塞，出现严重胸闷、胸痛、恶心和呕吐等症状，并伴有心率减慢、血压下降等血流动力学不稳定表现。心电图可表现为罪犯血管相关导联出现明显 ST 段抬高，并可伴有严重心律失常。

3. 冠状动脉夹层的处理方法有哪些？

（1）低压力球囊再扩张：球囊压力通常 <4 个大气压，每次维持 2～3 分钟，可多次扩张，以闭合撕裂的内膜。因撕裂的内膜片在血流的冲击下仍可能再次阻塞管腔，使用较少。

（2）冠状动脉内支架术：是严重冠状动脉夹层的首选处理措施，确保支架定位必须封闭夹层的入口，并覆盖夹层全长，血管直径需 >2.5mm。本患者发生冠状动脉夹层后，因病变扭曲、成角，导丝通过困难，很快发生血管闭塞，后改变指引导管位置，重新调整导丝方向，才通过病变完成支架植入术。

（3）紧急 CABG：对于无法植入支架（如导引钢丝不能进入真腔、球囊或支架不能推送至病变处），伴发血流动力学不稳定，尤其是多支冠状动脉病变，发生严重内膜撕裂者，需行急诊 GABG。

（4）对于血管直径较小（<2.5mm），且其供血范围有限或没有症状者，可行药物保守治疗。

【专家点评】

该例患者存在右冠状动脉近段病变，在进行右冠状动脉造影时造影管抵在病变处，且注射造影剂时压力正好作用在斑块上，造成斑块处夹层。此时应迅速换指引导管，迅速将导丝送到血管远端，同时应避免反复注射造影剂，防止夹层进展。但由于患者病变处极度扭曲，导丝不容易通过，在发生夹层后更难通过，且出现了血管的急性闭塞。通过反复调整指引导管和导丝的方向最终通过病变进入真腔到达远端，成功进行了治疗。但是夹层进展到了远端，最后植入了 3 枚支架。在支架植入的顺序上，原则上是由远端到达近端，但是在特殊情况下如在本例患者，首先在近端夹层处先植入支架，将夹层入口堵住，在评估远端，由远及近植入。另值得提出的是如果条件允许在导丝通过后采用血管内超声，明确远端夹层累及部位由远及近植入支架，可以避免反复注射造影剂引起的夹层延展，也可以精确定位支架远端位置。最后从该病例得出的经验教训是在进行造影时在导管轻轻到位后首先观察压力，如果压力不正常要调整导管，即使压力正常时开始也应该轻轻注射造影剂观察导管与血管及病变的关系，包括同轴性及是否抵在斑块上，注射造影剂不可太用力，也不能太轻管腔充盈不充分，这些看似简单的操作中也有很多需要注意和思考的内容，术者要完全掌握，避免并发症的出现。

参 考 文 献

Huber MS，Mooney JF，Madison J，et al. Use of morphologic classification to predict clinical outcome after dissection from coronary angioplasty. Am J Cardiol，1991，68：467-471.

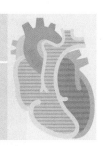

病例 7
支架内再狭窄病变发生无复流的血管内超声影像分析

【病史介绍】

患者男性,50岁,胸闷、胸痛10年,加重1周入院。患者于2003年因急性前壁心肌梗死于外院进行造影发现前降支闭塞,开通后植入1枚支架,具体不详。2006年再次发生胸痛,就诊于外院,发现前降支再狭窄,再次介入治疗并植入1枚。近1周再次出现胸闷以"不稳定心绞痛"收入我科。冠心病危险因素有高血压、糖尿病、吸烟和家族史。

【诊治过程及思路】

入院后择期行冠状动脉造影,如图7-1所示。

支架内出现狭窄,考虑到反复出现支架内狭窄,建议外科治疗,但患者及家属选择介入治疗。选择6F的EBU 3.5指引导管,应用runthrough指引导丝到达病变远端后应用2.5mm×15mm的球囊以12atm扩张,重复造影显示前降支血流中断,见图7-2。

患者有轻微胸闷,血流动力学尚稳定。立即往冠状动脉内给予硝酸甘油100~200μg 地尔硫䓬100μg多次,重复造影仍然没有血流;考虑是否有严重狭窄影响血流?支架内应用3×10atm的切割球囊在支架内扩张1次,扩张压力12~16atm,在支架边缘应用2.5的球囊低压扩张,也没有好转;沿前降支导丝送入微导管到达病变远端,抽出导丝,沿微导管向冠状动脉内给予硝酸甘油100~200μg,地尔硫䓬100μg多次,仍无明显好转。进行血管内超声,影像见图7-3。

因是在球囊扩张后的影像,故考虑之前斑块可能是富含脂质的斑块伴有血栓,在扩张后导致大量脂质成分或血栓到达远端,造成栓塞、激发炎症反应、痉挛、内皮水肿等引起无复流。之后继续冠状动脉内间断应用硝酸甘油等药物,血流最终恢复至接近3级,如图7-4所示,返回病房。

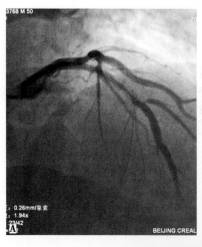
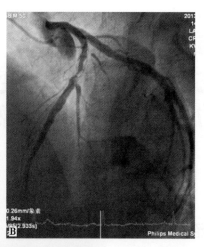
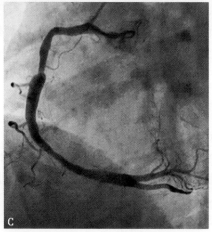

图 7-1　A 图显示前降支中远段可见支架内严重狭窄,最重约 90%;B 图从另一角度显示前降支支架内狭窄,回旋支中段可见轻度狭窄,约 30%;C 图显示中段、远段可见约 50%～60% 狭窄

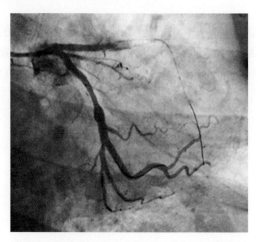

图 7-2　前降支中段后无血流,回旋支正常显影

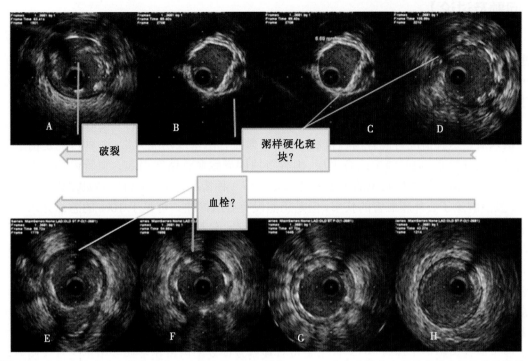

图 7-3 支架内狭窄病变扩张后发生无复流的 IVUS 影像。A~H 为自前降支支架近段到支架远端的影像，A 图可见支架内夹层，可见内膜片突入（可能是球囊扩张引起）；B 和 C 可见支架内增生组织内膜面回声增强，其后可见大片信号衰减区；此处面积最窄，管腔面积 6.69mm²；D 图支架内增生组织密度低，表面覆盖一层高密度组织，可疑脂质斑块；图 E 和 f 可见突入管腔的不规则阴影，可疑血栓，图 G 支架膨胀良好，支架内未见明显增生组织，图 H 支架边缘大致正常管腔，可见轻度斑块，未见夹层及壁下血肿

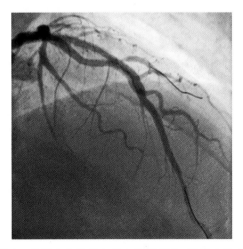

图 7-4 前降支中段原支架内狭窄消失，远端未见夹层

【问题及讨论】

无复流的发生是患者心血管事件的独立预测指标。无复流现象多发生在急性心肌梗死患者 PCI 介入治疗后，或者桥血管病变介入治疗后。也有一些择期介入治疗后发生无复流或慢血流现象的报道，多发生在严重狭窄介入治疗中，经影像学研究发现富含脂质斑块和发生无复流有一定的相关性，但是支架内再狭窄病变介入治疗中发生无复流现象则非常少见。

广义上无复流现象被认为是冠状动脉心外膜血流的突然消失，特别是在球囊扩张和支架植入后。这种情况可能有两种机制，一种是微血管阻塞或功能异常；一种可能是由于病变没有充分扩张、血管痉挛或者夹层、血栓等原因导致血管堵塞引起。血管内超声可以识别这两种机制。但我们常说的无复流现象是指前一种情况，多见于急性心肌梗死介入治疗时，虽然解除了心外膜血管的狭窄，但是仍然没有心肌灌注。可见于 10% 的急诊介入治疗中，且和 30 天死亡率相关。此时往往认为机制复杂，包括远端栓塞、缺血损伤、再灌注损伤及微血管床损伤等多种机制。治疗的方法多是药物治疗方法，集中在局部血管扩张治疗和局部抗血小板治疗；另外，在急诊介入治疗时可考虑机械性方法，包括血栓抽吸、远端保护装置等。无复流现象也见于择期介入治疗患者中，特别是在桥血管病变介入治疗中。有时在非桥血管病变择期治疗中也可以见到，经 IVUS、OCT 等影像学检查发现，发生无复流患者中多为富含脂质的斑块。但是，在再狭窄病变中发生无复流现象很少，以前再狭窄病变考虑主要是内膜增生导致，但是近年来也有观察发现支架内再狭窄病变中不乏富含脂质的动脉粥样硬化斑块。这个病例发生了无复流现象，反复给药无缓解，再次球囊扩张血流仍然恢复的情况下为了明确原因，进行了血管内超声，排除了两端夹层、明显血栓等心外膜血管机械性阻塞，考虑仍然是微循环血管损伤引起，在继续反复给药情况下逐渐恢复。同时，我们观察了病变的形态，虽然是球囊扩张后的影像，我们仍然可以发现一些类似脂质斑块、血栓的血管内超声影像，尤其是大范围的信号衰减区高度提示富含胆醇结晶的坏死核心。结合患者支架植入后已经近 7 年，支架内发生动脉硬化的可能性更高。因此，这个病例给我们提示即使是在再狭窄病变介入治疗中也要警惕无复流现象的发生。

【专家点评】

支架内再狭窄病变以往认为是内膜和平滑肌增生引起，因此很少会发生无复流现象。临床上见到的无复流也多是在急诊介入治疗和桥血管病变介入中，极少数在择期介入治疗的 ACS 患者中发生，但是在再狭窄病变中发生无复流很少有报道。但近年来随着影像学技术的广泛应用发现支架内也会发生脂质斑块，甚至破裂发生 ACS 的报道，且药物支架后可在很早期就发生支架内脂质斑块，因此无复流的发生是可能的，本例患者在球囊扩张后就发生无复流，经 IVUS 发现类似脂质斑块和血栓的影像，支持了这一观点。发生无复流后冠状动脉内给药本患者应用了微导管送到血管远端局部给药的方法，值得推荐。

参 考 文 献

[1] Lee CH，Wong HB，Tan HC，et al. Impact of reversibility of no reflow phenomenonon 30-day mortality following percutaneous revascularizationfor acute myocardial infarction-insights from a 1，328patient registry. J IntervCardiol，2005，18：261-266.

[2] Levine GN，Bates ER，Blakenship JC，et al. 2011 ACCF/AHA/SCAI Guideline for Percutaneous Coronary Intervention：A report of the American College of Cardiology Foundation/American Heart Association Task Force on Practice Guidelines and the Society for Cardiovascular Angiography and Interventions. J. Am Coll Cardiol，2011，58：e44-e122.

[3] Wilson W，Eccleston D. How to Manage No Reflow Phenome-non with Local Drug Delivery via a Rapid Exchange Catheter. Catheter CardiovascInterv，2011，77：217-219.

[4] Ino Y1，Kubo T，Kitabata H，Ishibashi K，Tanimoto T，Matsuo Y，Shimamura K，Shiono Y，Orii M，Komukai K，Yamano T，Yamaguchi T，Hirata K，Tanaka A，Mizukoshi M，Imanishi T，Akasaka T. Difference in neointimal appearance between early and late restenosis after sirolimus-eluting stent implantation assessed by optical coherence tomography. Coron Artery Dis，2013，24（2）：95-101.

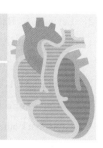

病例 8
急诊冠状动脉介入治疗中发生无复流

【病史介绍】

患者男性，93 岁，主因"晕厥 1 小时余"入院。患者于入院当日 13:30 在外出购药过程中无明显诱因突然晕倒，于我院急诊行心电图示"急性下壁心肌梗死、三度房室传导阻滞、室性逸搏心律"，血生化示：肌钙蛋白 T 0.575ng/ml、肌酐 115.1μmol/L、脑利钠肽前体 4935pg/ml。既往危险因素：高龄，高血压病史，BMI 27.5。

【诊断】

冠心病，急性下壁心肌梗死，心律失常，三度房室传导阻滞，室性逸搏心律。

【诊疗过程及思路】

给予阿司匹林 300mg 及氯吡格雷 600mg 后行急诊造影。穿刺右侧股动脉和股静脉，迅速经股静脉植入临时起搏器后开始进行造影，造影结果提示：左主干未见明显狭窄；前降支近段弥漫性狭窄 75%，中段弥漫性狭窄最重 90%；中间支近段次全闭塞 99%（图 8-1A）；回旋支近段节段性狭窄 85%（图 8-1B）；右冠状动脉近段闭塞（图 8-1C）。

考虑靶病变为右冠闭塞病变，选择 6F JR4 指引导管，应用 Runthrough 导丝通过病变到达远端，应用抽吸导管抽吸后，送入 Sprinter 2.5mm×20mm 球囊进行预扩张，扩张压力 12atm，重复造影血流恢复，右冠中段弥漫狭窄（图 8-2）。依次送入 3.5mm×30mm、4.0mm×30mm 支架完全覆盖右冠病变。在第 2 枚支架释放后，重复造影显示前向血流 TIMI 0 级（图 8-3A）。患者随即出现意识丧失，心电监护提示心室颤动，行非同步双向直流电除颤 2 次，转为心室起搏心律，穿刺左侧股动脉，植入 IABP。并冠状动脉内注射盐酸替罗非班氯化钠注射液（欣维宁）10ml、硝酸甘油每次 100μg、合贝爽多次，每次 100μg，患者生命体征逐步平稳。重复造影示支架膨胀贴壁良好，无夹层，TIMI Ⅲ 级（图 8-3B）。返回病房，继续双重抗血小板药物，欣维宁 6ml/h 持续 24 小时后改低分子肝素，观察 7 天后出院，建议择期处理前降支血管。

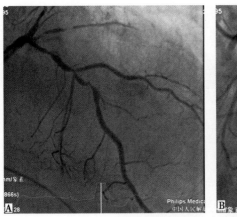
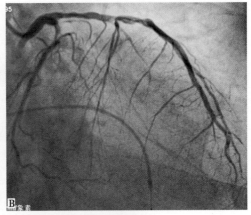

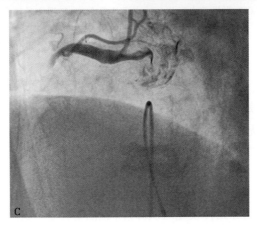

图 8-1　A. 前降支近段弥漫性狭窄 75%,中段弥漫性狭窄最重 90%;中间支近段次全闭塞 99%;B. 回旋支近段节段性狭窄 85%;C. 右冠状动脉近段闭塞

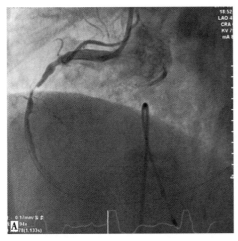
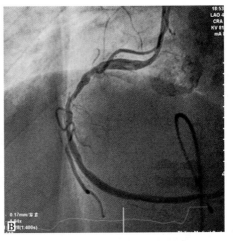

图 8-2　右冠状动脉闭塞病变血栓抽吸和球囊扩张后血流恢复,可见弥漫狭窄

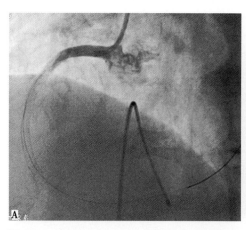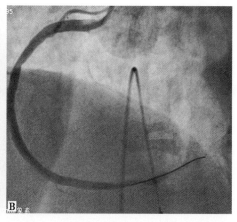

图 8-3　A 图植入支架后造影提示右冠状动脉中远端无血流；B 图重复造影示支架膨胀贴壁良好，无夹层，TIMI Ⅲ级

【问题及讨论】

1. 什么是冠状动脉无复流？

冠状动脉慢血流或无复流现象是指急性缺血心肌组织血管阻塞解除后，靶病变局部无残余狭窄、夹层、痉挛或血栓形成等机械性梗阻存在，但病变血管远端心肌组织却无正常灌注的现象，冠状动脉造影表现为 TIMI 血流 0～2 级。

2. 无复流发生机制有哪些？

（1）微血管栓塞：如动脉粥样硬化斑块碎片、胆固醇结晶，或微血管内血栓形成；

（2）心肌缺血再灌注损伤，坏死心肌释放氧自由基，加重血管内皮细胞肿胀，而心肌细胞水肿则压迫微血管；

（3）微血管内皮细胞损伤，释放大量炎症因子，诱发微血管痉挛，并导致白细胞、血小板聚集，阻塞微循环。该患者在 PTCA 过程中发生无复流，考虑球囊扩张，导致支架内斑块破裂，斑块碎屑脱落造成微循环栓塞所致。经影像学研究发现富含脂质斑块和发生无复流有一定的相关性。

3. 目前用于治疗无复流的常用药物有哪些？

替罗非班 5μg/kg 冠状动脉内注射；

腺苷 10～20μg，冠状动脉远端注射，必要时增大剂量重复注射；

维拉帕米 50～200μg 冠状动脉远端注射，必要时增大剂量重复注射，在有起搏器保护条件下，剂量可增大至 1000μg；

硝普钠 50～200μg 冠状动脉注射，剂量可增大至 1000μg；

硝酸甘油 100～200μg 冠状动脉注射，可多次重复使用；

地尔硫䓬 0.5～2.5mg 冠状动脉注射 1 分钟以上，在有起搏器保护条件下，可增大至 5mg；

尼卡地平 200μg 冠状动脉注射；

尼可地尔 2mg 冠状动脉注射。

4. 如何预防无复流的发生？

首先识别高危人群，包括急诊介入治疗及桥血管介入治疗患者及严重狭窄病变，特别是大血管严重狭窄病变。再次在介入治疗前做好必要的准备，如发生无复流时应用的药物硝酸甘油、合贝爽、硝普钠等药物及抢救设备，临时起搏器、除颤仪等。如果发生时不至于手忙脚乱，可以迅速采取措施。在操作时，特别是在急诊介入治疗中可以采取血栓抽吸，目前认为利用血栓清除装置进行机械再灌注是预防无复流的一个可行的方法。REMEDIA试验表明和常规 PCI 相比，人工血栓清除术是安全有效的，并且心肌灌注指数明显提高。Svilaas 等的研究更进一步证实了血栓抽吸术对于减少无复流现象中的价值。

【专家点评】

急诊介入治疗发生无复流几率高，该病例虽然进行了血栓抽吸，但仍然在支架后发生了无复流，讨论中提到富含脂质的斑块发生无复流的几率增高，考虑该患者存在富含脂质的斑块，另外患者富含血栓，在支架后更容易出现血栓碎片或者斑块碎片脱落到远端，诱发微循环的广泛痉挛导致无复流。如果支架直径大于血管直径，且高压释放时也更容易出现无复流，因此急诊介入治疗时扩张支架尽量不要超过血管直径。大多数发生无复流患者会有胸痛等症状，可以经过冠状动脉内给药恢复，少数患者像该患者一样会出现严重的临床情况，出现室颤、意识丧失，需要立即进行心肺复苏，同时尽快恢复血流，立即插入 IABP 也是明智的选择。

病例 9
肾功能不全行冠状动脉介入治疗后并发脑血管意外死亡

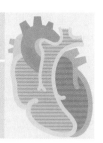

【病史简介】

患者男性,75 岁,主因间断胸痛 2 年,加重 2 个月入院。患者 2 年来多无明显诱因出现心前区压榨性疼痛,每次持续半小时左右可自行缓解,未予重视及正规诊治。近 2 个月以来,自觉上述症状发作频率较前增多,每于走平路 100m 左右或轻微体力活动后或夜间睡眠过程中即可发生,于症状发作时舌下含服速效救心丸约 30 分钟可缓解,经急诊入科。既往"高血压、高脂血症"病史 40 余年;肾功能不全病史 10 余年,近期监测肌酐波动在 300μmol/L 左右;近期曾完善外周血管超声诊断为"双下肢动脉粥样硬化闭塞症;双侧颈动脉硬化伴多发斑块形成,右侧颈外动脉起始段、双侧颈总动脉局部管腔狭窄;否认"糖尿病"病史。入科查体:血压 160/80mmHg(右上肢),120/70mmHg(左上肢),双肺呼吸音粗,可闻及干鸣音,偶可闻及细湿啰音,叩诊心界向左下扩大,心率 80 次 / 分,律齐,心音低钝,各瓣膜听诊区未闻及杂音。双下肢无指凹性水肿。双侧桡动脉搏动强弱不对称,右侧桡动脉搏动较强,左侧桡动脉搏动较弱,四肢肌力、肌张力正常。辅助检查化验:血常规:白细胞计数 9.49×10⁹/L、红细胞计数 2.65×10¹²/L↓、血红蛋白 76.2g/L↓、血细胞比容 0.24L/L↓、血小板计数 390×10⁹/L↑;尿常规:尿蛋白 +;肾功能:尿素 18.84mmol/L↑、肌酐 376μmol/L↑。

【诊断】

①冠心病:急性冠状动脉综合征,心功能Ⅳ级(CCS 分级);②慢性肾功能不全(CKD5 期)肾性贫血;③高血压病Ⅲ级(极高危);④高脂血症;⑤双下肢动脉粥样硬化闭塞症;⑥双侧颈动脉狭窄。

【诊疗过程及思路】

入科后经强化药物治疗,阿司匹林肠溶片 100mg/d、氯吡格雷 75mg/d、酒石酸美托洛尔片 25mg、2 次 / 天、盐酸地尔硫草片 45mg/8h、硝苯地平控释片 30mg、2 次 / 天口服;依诺肝素 0.4ml/d 皮下注射;硝酸甘油(20μg/min)持续泵点。但在静息状态仍反复发作心前区闷痛(图 9-1),动态监测心肌生化标记物 TNI 及心肌酶 CK-MB 均未见升高。患者存在明确的冠状动脉介入指征,但既往病史多病情重,尤其合并肾功能不全,行冠状动脉介入风险较正常人群明显偏高;患者家属愿承担冠状动脉介入手术风险,签字要求手术。

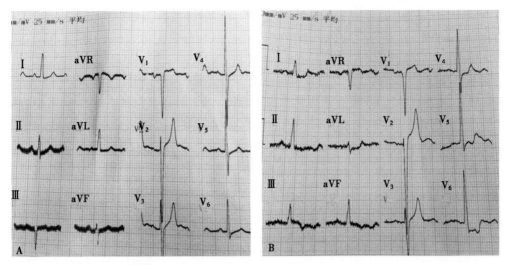

图9-1 心绞痛发作时窦性心律 V₄~V₆ ST 段压低

冠状动脉造影显示：左、右冠状动脉开口正常，冠状动脉发育呈右冠状动脉优势。LM 未见明显异常，前降支开口至近中段可见弥漫性狭窄（图9-2），最重约95%，中间支中段可见节段性狭窄，最重约70%，回旋支细小，右冠状动脉近段可见局限性狭窄约95%，远段可见弥漫性狭窄，最重约95%（图9-3）。遂决定对 RCA、LAD 病变进行处理，将 Cordis 6F XBRCA 送至 RCA 开口，将 Runthrough 指引导丝送至 RCA 远端，沿导丝将 Boston Scientific 2.5mm×20mm 球囊送至中段病变处，以 8~10×6S 多次扩张，后植入乐普 2.5mm×36mm 支架。再次沿 Runthrough 指引导丝将 Boston Scientific 2.5mm×20mm 球囊送至近段病变处，以 10~14atm 多次扩张，再植入乐普 3.0mm×12mm 支架，再将 Boston Scientific 3.5mm×8mm 高压球囊送至近段支架中段，以 12~14atm 行后扩张，造影示支架贴壁良好，TIMI 血流3级，无残余狭窄。将 Medtronic EBU 3.5 送至 LM 开口，将一 Runthrough 指引导丝送至中间支远端，将另一 Runthrough 指引导丝送至 LAD 远端，沿 LAD 内导丝将 Boston Scientific 2.5mm×20mm 球囊送至病变处，以 8~10atm 多次扩张，植入乐普 3.0mm×36mm 支架，将 Boston Scientific 3.5×8mm 高压球囊送至支架近中段，以 12~14atm 行后扩张，造影示支架贴壁良好，TIMI 血流3级，无残余狭窄。将 Boston Scientific 2.5mm×20mm 球囊送至 LM- 中间支开口，将 Boston Scientific 3.5mm×8mm 高压球囊送至 LM-LAD 支架开口至近段位置，行对吻扩张，造影示支架贴壁良好，TIMI 血流3级，无残余狭窄。术中共用肝素 8000U，术程顺利，术中无不适。术后撤除桡动脉鞘管，保留股动脉鞘管，送至血透中心行血液透析。血液透析液钾浓度 2.0mmol/L，予无肝素透析。超滤量 0.6kg，透中血液流速 150ml/min，监测血压波动于 166~188/73~80mmHg，心率 70~86 次 / 分。患者透析过程间断躁动，偶诉恶心无呕吐，将透析时间调整为 2.5 小时。透析过程尚顺利，送回病房。透析后 4 小时患者躁动后右侧股动脉穿刺部位出现渗血、血肿，观察患者神志清，精神可，心电监护：血压 140/80mmHg，心率 78 次 / 分，脉搏血氧饱和度 94%（鼻导管吸氧 4L/min）。立即给予弹力绷带加压包扎，冰袋冷敷，穿刺点出血可停止，血肿无扩大。随后右侧桡动脉穿刺周围出现血肿，给予弹力绷带加压包扎、冰袋冷敷等处置后观察血肿无扩大。15 分钟后观察右侧肢体末端血运可，桡动脉及足背动脉可触及搏动。3 小时后患者胸闷，检查心电图未见心肌缺血（图 9-4）。半小时后突发烦躁、呼吸困难，心电监护：血压 60/30mmHg，心率 40 次 / 分，窦律，呼吸 30 次 / 分，脉搏血氧饱和度 88%（吸氧 4L/min）；立即给予盐酸多巴胺升压、阿托品提升心率，患者自主呼吸频率逐渐减慢，约 5～7 次 / 分，脉搏血氧饱和度进行性下降，随即患者出现意识不清，立即给予简易呼吸器辅助通气，同时行气管插管，呼吸机辅助呼吸。急请神经内科会诊，考虑脑血管意外。10 分钟后患者呈昏迷状态，双侧瞳孔不等大，对光反射迟钝。经积极抢救治疗无效死亡。死亡原因：急性脑血管意外。

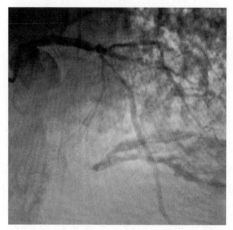

图 9-2　前降支开口及中间支弥漫性狭窄

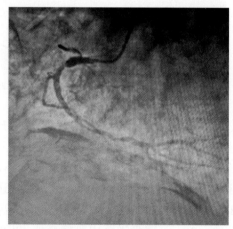

图 9-3　右冠状动脉近段局限性狭窄 95%，远段弥漫性狭窄

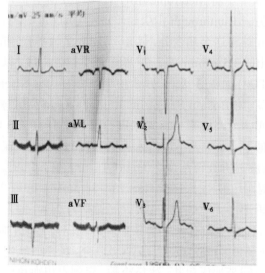

图 9-4　术后胸痛发作时心电图未见明显异常

【问题及讨论】

颅内出血是冠状动脉介入术后严重并发症,死亡率极高。以往的文献统计结果显示,在进行 PCI 诊断和治疗的所有患者中,神经系统并发症的发生率不到 1%,其中缺血性脑血管病的发生率占神经系统并发症的 95%。大部分与手术过程有关的急性脑血管病(包括缺血和出血性)发生在术中或术后很短的时间内。老年患者、冠状动脉多支病变及合并有更多的血管病变危险因素的患者更易发生术后急性脑血管病。此外,贫血是心血管疾病的独立危险因素,可加重冠心病患者的临床症状,可使急性冠状动脉综合征患者短期及长期生存率明显下降。目前行冠状动脉造影检查无绝对禁忌证,但血红蛋白 <80g/L 仍被作为该项检查的相对禁忌证,且指南中亦提到对急性冠状动脉综合征患者介入前进行筛选并积极纠正贫血,足以说明贫血是一个影响冠状动脉介入治疗预后的重要因素,可增加介入治疗患者院内及长期死亡率。

该患者冠状动脉介入治疗指征明确,但同时合并肾功能不全(肌酐清除率约 13ml/min)、贫血、严重的外周血管疾病等,依据 CRUSADE 出血评分:HCT、收缩压、肌酐清除率、心率及其他危险因素综合得分 56 分,属出血极高危级别;另 GRACE 危险评分依据 Killip 分级、收缩压、心率、年龄、CK 及危险因素共得 170 分,属心血管事件高危人群。术中冠状动脉造影结果证实患者冠状动脉弥漫性病变,多处狭窄均在 95% 以上,故患者治疗策略中矛盾较多,介入治疗的获益与高风险共存。术中患者植入 3 枚支架,手术顺利,术后当晚患者突发呼吸困难伴烦躁,随即自主呼吸减弱,血压及血氧饱和度进行性下降,后双侧瞳孔不等大等圆,考虑急性脑血管意外可能,因病情危重、进展迅速,未能行头颅 CT 或磁共振检查,故无法明确缺血性抑或出血性卒中。

综上所述,对肾功能不全患者,尤其合并高龄、高血压、贫血、冠状动脉多支病变、严重的外周血管疾病等危险因素者,术前应依据 CRUSADE 出血评分及 GRACE 危险评分充分评估术中及术后风险,手术谈话更应重点详细的告知新发急性脑血管意外的可能,充分沟通,使其最大限度地认知获益与风险的关系。

【专家点评】

首先患者死亡原因是脑血管意外还是心血管意外需要进行鉴别,患者前降支支架进入左主干,是否出现主干支架血栓突发事件?从病史描述中提示心电图一直没有 ST 段的改变,因此心血管意外可能性不大。至于脑血管意外,如果这么迅速发生,且瞳孔不等大,考虑脑血管出血的可能性更大,遗憾的是没有脑部 CT 的证实。

其次,此类患者缺血和出血的风险都高,强化药物治疗仍然发作心绞痛,有介入的指征,但是处理过程中也有些不足,患者术前严重贫血,术前应该考虑先进行输血,改善一下贫血情况,也许心绞痛症状也能缓解一些?重度肾功能不全患者术后抗凝药物的应用应该根据肾功能情况进行调整,在术后及透析过程中如果能监测 ACT 调整抗凝用药可能会更加安全。

参 考 文 献

[1] Akio K,Daniel AL,Matthew ET,et al. Stroke complicating percutaneous coronary interventionin patients with acute myocardial infarction. Circ J,2007,71:1370-1375.

[2]　Fuchs S，Stabile E，Kinnaird TD，et al. Stroke complicating percutaneous coronary interventions：incidence，predictors，and prognostic implications. Circulation，2002，106：86-91.

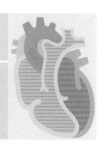

病例 10
冠状动脉介入治疗中发生
主动脉夹层

【病史介绍】

患者男性，59岁，主因"间断胸闷13年，加重10天"入院。患者于13年前活动后出现胸闷、气短，休息后可自行缓解，偶伴头晕、左肩疼痛。10天前患者胸痛症状加重，就诊于当地医院，行冠状动脉造影检查示：左主干末端狭窄60%，前降支狭窄80%，回旋支狭窄90%，右冠状动脉近段100%闭塞，给予抗凝、扩冠等对症治疗患者症状缓解。近2日，患者晨起餐后胸闷再发，持续约30分钟，服用硝酸甘油后症状减轻，为求进一步诊治入院。危险因素：BMI：27。

【诊断】

冠心病，不稳定型心绞痛。

【诊疗过程及思路】

参考外院CAG直接对右冠状动脉行PCI。选择6F JR4指引导管到右冠状动脉开口处，造影示右冠状动脉中段闭塞病变（图10-1）。换6F AL1，送入导丝Pilot50，近段进入血管假腔（图10-2A），调整导丝送到远段时造影显示右冠状动脉中远段血管显影，但中段出现夹层（图10-2B）。考虑远端导丝在真腔，试图沿Pilot50导丝送入Sprinter 1.5mm×15mm球囊，未能通过中段病变，重复造影右冠状动脉开口及右冠状动脉窦出现造影剂滞留（图10-3）。观察

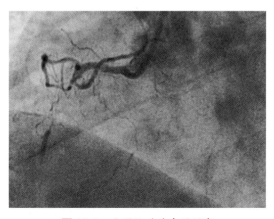

图10-1　右冠状动脉中段闭塞

30 分钟患者无明显症状，生命体征平稳，心电图未发现动态演变，主动脉窦造影剂没有变化。结束手术。

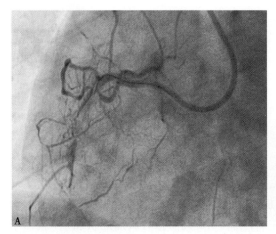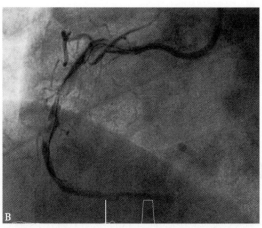

图 10-2　A. 送入 Pilot50 导丝，近段进入血管假腔；B. 调整 Pilot50 导丝至右冠状动脉远段后造影右冠状动脉远段显影，中段出现夹层

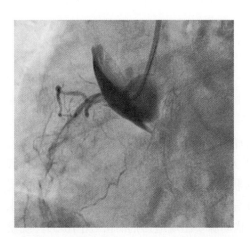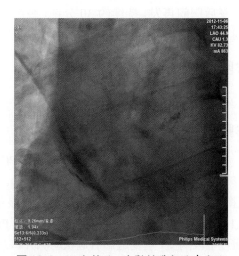

图 10-3　右冠状动脉开口及右冠状动脉窦出现造影剂滞留

图 10-4　30 分钟后，造影剂滞留没有变化

【问题及讨论】

　　PCI 术中的主动脉夹层多因左主干或右冠状动脉开口处内膜撕裂所致，夹层既可沿冠状动脉向前扩展，导致血管濒临闭塞或完全闭塞，又可逆向延展，导致主动脉窦、升主动脉甚至主动脉弓和降主动脉夹层。

　　1. 发生原因　多与器械或技术操作因素相关。夹层既可发生在操作指引导管进入冠状动脉过程中，又可发生在回撤器械（如支架球囊）进入指引导管过程中。常见的器械因素包括使用 Amplatz 或长头指引导管（如 EBU、XB、VODA、Q 弯）、所选导管规格不合适等。当所选导管偏长或偏短时，导管头端常顶在开口部位血管壁，无法与冠状动脉开口保持同轴并易于发生嵌顿,这样既可通过机械损伤导致夹层,又可通过注射对比剂导致夹层。

部分患者存在发生医源性夹层的血管病理学因素,如左主干或右冠状动脉开口存在动脉硬化、主动脉中层先天性结构薄弱或退行性改变也是 PCI 术中主动脉夹层发生或延展的主要原因。

Dunning 等进行的研究发现在 PCI 时发生医源性主动脉夹层的发生率在 0.02%～0.07%[1]。发生率虽然低,但是处理不及时会发生致命的严重并发症。一项荟萃分析[2]显示 38.8% 主动脉夹层局限在主动脉根部,41.1% 累及升主动脉,12.9% 累及主动脉弓部,7.1% 累及降主动脉。医源性主动脉夹层 76.7% 发生在进行右冠状动脉介入治疗过程中,11.6% 在行前降支介入治疗时,7% 在行回旋支介入治疗时,3.6% 在行左主干介入治疗过程中。54% 是由于指引导管引起,23.8% 球囊扩张引起,20.6% 是由于注射造影剂引起的。不注意观察导管头端压力,在调整导管位置或嵌顿状态下"冒烟"或用力注射对比剂也是导致主动脉夹层的常见原因。

2. 分型 Dunning 等[1]将伴有逆行扩展并累及主动脉根部的主动脉 - 冠状动脉开口夹层分为三型:Ⅰ型夹层仅累及同侧瓣尖;Ⅱ型累及瓣尖并扩展至升主动脉但其长度 <40mm,Ⅲ型夹层累及瓣尖并扩展至升主动脉且长度超过 40mm,其预后最差。该分型方法侧重于评价冠状动脉开口夹层逆行扩展累及瓣尖和升主动脉的范围与程度,对于指导内科或外科治疗以及判断预后有一定的意义,缺点是没有充分考虑到前向扩展的范围与程度。

3. 处理方法 一项荟萃分析[2]显示发生主动脉夹层后 53.5% 的患者采取了单纯支架治疗的方法,10.5% 的患者采取了支架后进行主动脉修复和 CABG 治疗,19.8% 的患者采取了单纯主动脉修复和 CABG 治疗,22.1% 的患者采取了保守治疗的方法,3.5% 的患者采取了单纯 CABG 治疗。

由于缺乏大样本研究结果,目前尚无主动脉夹层处理的共识或建议。在某些具体问题或策略方面,不同学者之间甚至还存在较大分歧。由于 PCI 术中的主动脉夹层主要发生在导管室,在导管室植入支架操作迅速,能迅速制止夹层扩展,恢复血流灌注,具有 CABG 无法比拟的时间和技术优势。与补救性支架术相比,急诊 CABG 对技术和人员的要求较高,其死亡率也更高。目前,多数学者主张立即行补救性支架植入以封闭夹层入口,防止夹层延展,减少外科手术几率,降低死亡风险。对于冠状动脉造影或 PCI 术中出现的局限性主动脉夹层,立即支架还是保守观望尚无一致意见。部分学者认为,如果主动脉夹层局限在窦内,且远端血管灌注良好,患者血流动力学稳定,可采取保守治疗,包括应用 β- 受体阻滞剂、钙离子通道阻滞剂和硝酸酯类药物等控制血压和心率,同时应用 TEE、CT 或 MRI 等非侵入性检查手段密切跟踪观察,部分主动脉 - 冠状动脉夹层可自行消退。也有部分学者认为,考虑到主动脉夹层可能导致的严重后果,建议无条件地在夹层入口处植入支架,以确保安全。

支架类型选择上也存在分歧。理论上,冠状动脉开口植入闭环设计的支架能获得更好的支撑力和覆盖效果,然而,多数病例报道使用的是开环设计支架。其次,由于药物洗脱支架(DES)有可能影响局部愈合,在夹层入口或严重撕裂处植入 DES 是否合适也不明确。植入 PTFE 带膜支架能确保完全覆盖夹层入口,可能适用于合并有轻微穿孔的 IACD 患者。不过,由于其再狭窄和支架血栓风险较高,加之容易堵闭分支血管(尤为窦房结动脉等重要功能血管),不宜常规选用。

支架植入顺序方面，到底是先在开口植入支架以封闭夹层入口、还是由远及近地植入支架也缺乏一致意见。

对于主动脉窦受累严重的 IACD 患者，夹层有可能扩展至对侧主动脉窦并累及对侧冠状动脉开口，从而造成双侧冠状动脉受累甚至闭塞。部分学者建议，对于疑为或极有可能出现双侧主动脉窦受累的患者，在患侧冠状动脉开口植入支架后，可考虑立即在对侧冠状动脉开口植入支架。Sekiguchi 等[3] 报告了 1 例右冠状动脉 PCI 术中发生 IACD 的患者，夹层延展至左主动脉窦，造成 RCA 和 LCA 同时闭塞，患者出现心源性休克，立即于 RCA 和 LCA 开口植入支架后，患者冠状动脉血流恢复，7 天后 CT 扫描未见夹层进展。

该患者闭塞病变，需要强支撑的指引导管，即使是这样，右冠状动脉病变处球囊通过困难。但是在应用此类指引导管时，一定要注意不能深插，深插后导管和血管往往不同轴，很容易损伤血管，且 AL 指引导管操作与普通导管不同，到位后如果回撤往往导管会反而深插，如果想要导管离开血管，往往反而需要推送导管，坐到主动脉窦，因此在回退导管时，首先会先推送导管，让导管口离开开口后再回撤导管。

【专家点评】

这是一例指引导管引起的右冠状动脉口夹层，向主动脉窦延伸引起的主动脉窦夹层，严格地说是主动脉 - 冠状动脉夹层。主要需要考虑的问题包括主动脉窦夹层的发生原因及其治疗方法。总结的教训是如何能够避免此类事件的发生。该患者发生原因主要是 AL 指引导管引起的右冠近段及开口损伤累及主动脉窦，治疗方法该患者采取的是保守的方法，但是建议即使右冠中段有夹层，球囊不能通过，也应在开口植入短支架将夹层入口堵住，防止夹层的进一步扩散。

至于 PCI 过程中发生主动脉夹层的治疗方法没有任何指南推荐，Dunning 等提出如果夹层累及范围超过 4cm 时应该采取外科手术治疗[1]。但是临床实际工作中也有夹层累及主动脉弓的患者单纯植入冠状动脉支架治疗的病例，因此更重要的是发生主动脉夹层后根据患者血流动力学情况来决定治疗方案，早期识别、迅速诊断、及时处理对于改善患者的预后具有至关重要的意义。有经验的术者可在造影下"第一时间"发现夹层，此时血流动力学往往无明显变化，甚至可无明显缺血症状。术者若能迅速插入指引导管和导引导丝并植入支架，往往能最大限度地限制夹层扩展，防止严重并发症。采取等待观望（Wait and see）态度可能丧失最佳治疗时机，增加外科手术和死亡风险。

参 考 文 献

[1] Dunning DW, Kahn JK, Hawkins ET, O'Neill WW. Iatrogenic coronary artery dissections extending into and involving the aortic root. Catheter CardiovascInterv, 2000, 51: 387-393.

[2] Shah P, Bajaj S, Shamoon F. Aortic Dissection Caused by Percutaneous Coronary Intervention: 2 New Case Reports and Detailed Analysis of 86 Previous Cases. Tex Heart Inst J, 2016, 43: 52-60.

[3] Sekiguchi M, Sagawa N, Miyajima A, et al. Simultaneous right and left coronary occlusion caused by an extensive dissection to the coronary sinus of Valsalva during percutaneous intervention in right coronary artery. Int Heart J, 2009, 50: 663-667.

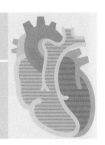

病例 11
急诊冠状动脉介入治疗后
急性支架内血栓形成

【病史介绍】

患者男性，64 岁，主因"活动后胸痛 4 小时"入院。患者于入院当日 08:00 活动时突发胸骨后疼痛，呈持续性、压榨性疼痛，向后背放射，疼痛难忍，伴全身大汗、头晕、耳鸣，10:00 就诊于当地医院，查心电图检查考虑"急性心肌梗死"，建议上级医院进一步诊治，故转入我院，心电图提示急性广泛前壁心肌梗死，急诊介入治疗。既往有高血压病，吸烟史，BMI 26。

【诊断】

冠心病，急性前壁心肌梗死。

【诊疗过程及思路】

急诊行冠状动脉造影提示 LAD 自近段完全闭塞；LCX 近中段弥漫狭窄，约 80%；RCA 全程边缘不规则，后降支开口 - 中段弥漫性狭窄最重 95%（图 11-1）。考虑罪犯血管为 LAD 病变。给予 Bivalirudin 52.5mg 静脉推注后以 122.5mg/h 静脉维持，同时应用 6F XB3.5 指引导管，应用 2 根 BMW 导丝通过病变分别到达前降支及对角支远端，应用 Diver 血栓抽吸导管抽吸血栓后冠状动脉内应用 GPⅡb/Ⅲa 受体拮抗剂 0.5mg 后以 5ml/h 静脉滴注。应用预扩球囊 Pioneer 2.0mm×20mm 以 8atm 压力扩张病变后，植入支架 EXCEL 2.75mm×36mm，释放压力 8atm 压力，支架膨胀欠佳，应用 NC 球囊 Dura Star 2.75mm×10mm 以 12～16atm 压力扩张支架全程（图 11-2）。最终结果提示支架释放满意、没有夹层、血流 TIMI Ⅲ级（图 11-3）。术中 ACT 359 秒，手术结束时为 352 秒。术后心电图提示 ST 段完全回落（图 11-4）。

患者返回病房后继续维持 GPⅡb/Ⅲa 受体拮抗剂，30 分钟再次出现剧烈胸痛，伴大汗，急查心电图示：Ⅰ、aVL、V_1～V_6 导联 ST 段抬高 0.05～1mV（图 11-4），给予吗啡 3mg 静推，GPⅡb/Ⅲa 受体拮抗剂速度增加至 8ml/L，疼痛无减轻，再次行 CAG。直接应用 6F XB 3.5 指引导管造影显示 LAD 自支架近端完全闭塞（图 11-5）。将 BMW 导丝送入前降支远段，沿导丝送入血栓抽吸导管在前降支近段至近中段行血栓抽吸术，抽出疑似白色血栓，造影显示远段血管，支架内仍有血栓影，再抽吸血栓 3 次后进行 OCT 检查，结果如图 11-6 所示。

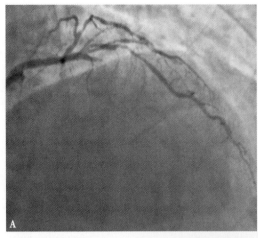
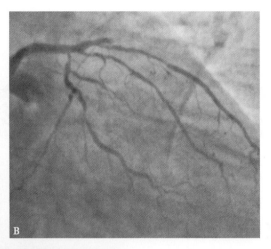
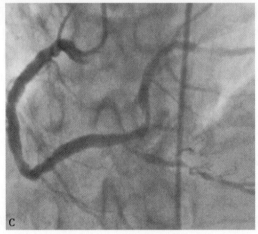

图 11-1 A. 前降支近段闭塞；B. 回旋支近段 - 中段弥漫性狭窄最重 80%；C. 右冠状动脉全程边缘不规则，后降支开口 - 中段弥漫性狭窄最重 95%

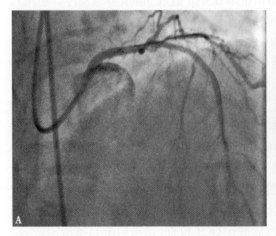
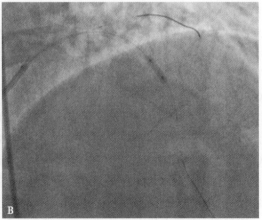

图 11-2 A 图显示释放支架后支架中段膨胀欠佳，B 图用 Dura Star 2.75mm×10mm 球囊在支架内以 12～16atm 后扩张

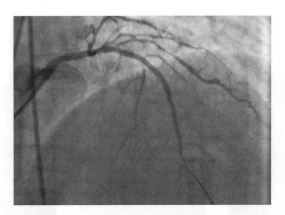

图 11-3　最终造影示支架贴壁好，无夹层

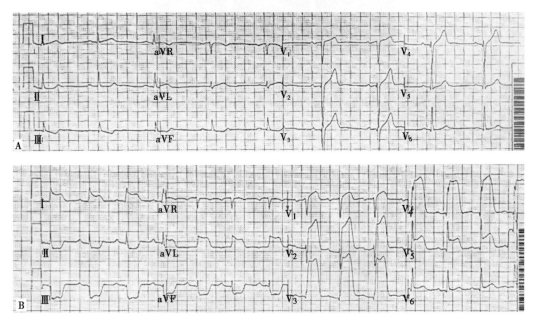

图 11-4　A 图为 PCI 术后心电图窦性心律 $V_1 \sim V_4$ QRS 波呈 QX 型或 rS 型；ST 段回落正常；B 图为再次发作时的心电图窦性心律 I、aVL、$V_1 \sim V_5$ ST 段明显抬高。

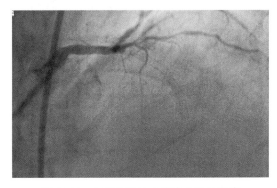

图 11-5　左冠造影显示前降支近段闭塞

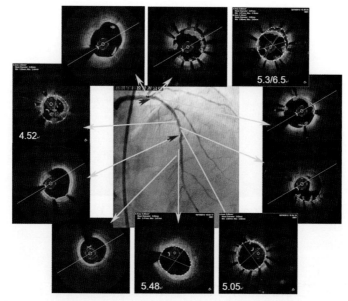

图 11-6　OCT 检查支架两端没有夹层,可见纤维斑块,远端参考段管腔面积 5.48mm²;支架远段可见膨胀不良,MLA 4.52mm²;支架近段约有 2mm 可见支架贴壁不良;支架内全程及支架近端可见血栓影

沿导丝送入 Dura Star 2.75mm×10mm 高压球囊以 16atm 预扩张前降支支架内远段,再送入 Quantum Maverick 3.0mm×12mm 高压球囊在支架内中段及近段以 14~16atm 扩张最终造影示支架贴壁好,血流 TIMI3 级(图 11-7),复行 OCT 检查提示 MLA 增加为 5.39mm²。返回病房继续静脉应用 GPⅡb/Ⅲa 受体拮抗剂 24 小时后应用低分子肝素 7 天,病情稳定,出院。

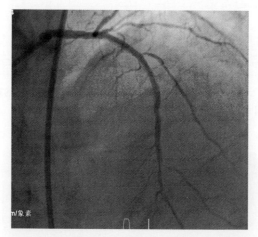

图 11-7　支架内 NC 球囊扩张后最终结果示支架贴壁好,血流 TIMI 3 级

【观点争鸣】

主要是针对急性支架血栓的原因:

1. LAD 近段病变,支架尺寸问题一种观点认为支架直径小,应该选择更大直径的支架;另外一种观点认为近段直径可能偏小,但是选择支架尺寸时需要同时考虑远端的血管直径,认为选择 2.75mm 直径的支架可以,但是近段可能会有不足,可以选择 3.0mm 的球囊去后扩张;

2. 急诊介入治疗中是否需要后扩张观点①:在急诊介入治疗中不需要追求完美,保证血流就好,不要反复做后扩张,增加无复流的风险;观点②:即使是急诊的介入治疗也要保证支架的贴壁和支架膨胀良好,以免远期不良事件。

3. 支架血栓的原因方面观点①:支架直径偏小,近段可能会存在贴壁不良;观点②:存在支架膨胀不良,MLA 面积偏小;观点③:抗凝药物问题,患者可能存在抗凝强度不足,比伐卢定在急诊应用中是否增加支架血栓有争议;观点④:患者可能存在抗栓药物的抵抗。

【问题及讨论】

发生急性支架血栓的原因分析时主要看是否存在支架膨胀不良?是否有残余夹层没有处理?是否存在支架两端病变没有完全覆盖,残余明显狭窄?是否存在贴壁不良?是否存在药物抵抗?是否存在明显组织脱垂?急性临床情况?

在该患者中急性心肌梗死的急诊介入治疗,属于急性临床情况,属于发生急性支架血栓的高风险人群。是否存在夹层,从第二次进行的 OCT 检查中显示没有夹层存在。是否有组织脱垂?由于没有支架即刻的腔内影像学检查,发生血栓事件后的 OCT 检查部分段由于存在明显的血栓影,故很难判断是否存在组织脱垂,但是从支架即刻造影结果判断,应该不存在明显组织脱垂。支架两端是否存在明显的残余狭窄?从 OCT 影像资料分析,支架两端确实存在一些纤维脂质斑块,但是管腔面积足够,没有残留严重狭窄。从 OCT 影像结果看,支架近段 2mm 长度范围内确实存在支架贴壁不良,但是仅在局部存在,且在此处支架膨胀良好,应该不是主要原因。是否存在药物抵抗或抗凝强度不足情况?该患者术中术后测量 ACT 结果均在 300 以上,术中抗凝强度上已经达到标准,但是由于当时应用比伐卢定的要求,术后返回病房并没有维持比伐卢定,仅 GPⅡb/Ⅲa 受体拮抗剂 5ml/h,剂量小,而服用的负荷剂量阿司匹林和氯吡格雷还没有达到最高作用浓度,因此可能存在术后抗凝强度不足。国外的一些研究发现急诊介入治疗比伐卢定组增加支架血栓,但是韩雅玲教授进行的在术中应用比伐卢定的患者在术后继续维持比伐卢定的改良方法的研究,发现比伐卢定并没有增加支架血栓。故术后没有继续维持比伐卢定可能是一个原因。是否存在抗栓药物抵抗,没有数据支持。综合以上分析该患者支架血栓的原因可能不是单一因素导导,可能存在多种因素共同作用,包括患者急性临床情况本身存在高凝状态,加上抗凝药物应用术后欠缺、存在支架部分节段膨胀欠佳、近段轻度贴壁不良等因素。

【专家点评】

急诊介入治疗指征明确。术后即刻效果满意,但确实支架近段直径欠佳,支架远段也存在支架膨胀不良,如果应用后扩球囊扩张,效果可能会更好。那在急诊介入治疗中是否能够进行后扩张?

多个临床试验结果已经证实,支架植入术后高压球囊后扩张可以更加充分地挤压斑块,使支架贴壁更充分,减少支架的弹性回缩,减少残余狭窄,使罪犯血管开通更加充分,有效防止支架内血栓形成。但在对于急性心肌梗死患者急诊 PCI 时，球囊高压后扩张会增加不良事件的发生，尤其是死亡和心肌梗死[1]。急诊 PCI 时后扩张易出现支架两端边缘的内膜撕裂及分支血管闭塞，可能是由于急性心肌梗死期间血管内皮处于急性炎性期，血管内膜比较脆弱，高压扩张后可以使血管内膜撕裂、心肌微血管痉挛、微血栓形成或闭塞。更重要的是球囊后扩张导致局部残余附壁血栓及粥样斑块碎片脱落而栓塞远端，加上毛细血管内皮细胞损伤及间质充血肿胀使微血管堵塞，表现为"慢血流"或"无再流"现象[2]等，已有研究显示随着支架球囊扩张压力的增高，尤其当支架释放压力≥18atm 时，无复流现象发生率明显增高。同时反复球囊后扩张也会增加心肌缺血累加时间，恶化心功能。因此应遵循急诊 PCI 的目的是尽快开通血管，恢复再灌注。但是要注意正确理解"不能"后扩张的正确意义，后扩张导致不良事件主要是由于后扩张使导致支架膨胀超过血管参考直径[3]，如果支架直径小于血管直径时应该是推荐选择适合尺寸的球囊进行后扩张，保证支架充分贴壁，另外如果支架植入后存在膨胀不良，也应该采取后扩张，保证支架的充分膨胀。故 AMI PCI 时高压后扩张不推荐常规使用，应用时机为"必要时"，且有目的的使用，即有选择性病例和有选择性部位（即"定点"）的后扩张，使其充分发挥高压球囊后扩张的优势，又把其不利的一面降低到最小程度。但何时为"必要"？还需手术医生谨慎把握。

　　另外强调一下，在发生支架失败时进行腔内影像检查，有助于明确支架失败的原因，可进一步指导后续的治疗方法的选择。该患者进行了 OCT 检查发现了很多支架效果方面的细节，对于原因分析及指导治疗都提供了更多资料。

参 考 文 献

[1] Zhi-Jiang Zhang，Oscar C. Marroquin，Roslyn A. Stone，et al. Differential effects of post-dilation after stent deployment inpatients presenting with and without acute myocardial infarctionAm Heart J，2010，160：979-986.

[2] Maekawa Y，Asakura Y，Anzai T，et al. Relation of stent overexpansion to the angiographic no-reflow phenomenon in intravascular ultrasound-guided stent implantation for acute myocardialinfarction. Heart Vessels，2005，1：13-18.

[3] Gibson CM，Kirtane AJ，Boundy K，et al. Association of a negative residual stenosis followingrescue/adjunctive percutaneous coronary intervention with impaired myocardial perfusion andadverse outcomes among ST-segment elevation myocardial infarction patients. J Am Coll Cardiol，2005，3：357-362.

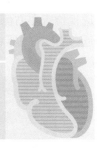

病例 12
冠状动脉介入治疗中发生冠状动脉夹层及支架脱载

【病史介绍】

患者女性，50岁，主因"发作性胸骨后疼痛7年"入院。患者于入院7年前无明显原因出现胸骨后疼痛，持续十余分钟后自行缓解，此后症状反复出现，行走数百米即可诱发，停止活动后1~2分钟即可自行缓解。1个月前曾于我院行冠状动脉造影示"三支病变"，于右冠状动脉放入3枚支架。现为治疗前降支、回旋支病变再次入院。危险因素：高脂血症。

【诊断】

冠心病，稳定型心绞痛，高脂血症。

【诊疗过程及思路】

入院行冠状动脉造影提示前降支近段弥漫性狭窄95%，病变处发出粗大间隔支近段局限性狭窄90%；回旋支近段节段性狭窄85%，远段节段性狭窄95%，右冠状动脉支架通畅（图12-1）。决定治疗前降支和回旋支。

首选6F EBU 3.5指引导管，将6F EBU 3.5指引导管插入到左冠开口处，造影见左主干-前降支出现夹层（图12-2），换JL 3.5指引导管，迅速应用Runthrough导丝试图通过夹层送到前降支远端，失败，送入回旋支处，应用Pilot50导丝成功通过主干真腔及前降支病变到达前降支远端，调整原回旋支Runthrough导丝送入第一对角支远段进行保护，重复造影发现前降支出现夹层，血流减慢，沿Pilot50导丝先后用1.5mm×15mm、2.0mm×20mm球囊在前降支近中段狭窄处以10atm预扩张，造影狭窄减轻，送入2.75mm×33mm支架于前降支近段病变处以12atm释放。调整对角支Runthrough导丝通过病变到达回旋支远段，造影可见回旋支出现夹层（图12-3），迅速沿导丝用1.5mm×15mm、2.0mm×20mm球囊在狭窄处以10atm预扩张，沿导丝送入2.75mm×29mm支架于回旋支病变处以12atm扩张释放。再沿导丝送入3.5mm×23mm支架于左主干-前降支病变处以12atm扩张释放，造影显示支架膨胀贴壁良好，夹层消失，血流TIMI Ⅲ级（图12-4）。调整蜘蛛位体位造影可见回旋支近段夹层及狭窄明显（图12-5），拟于回旋支开口再植入1枚支架，但支架通过困难、无法到位。回撤支架，试图再次充分扩张后再送入支架，但回撤支架后发现仅撤出支架球囊，未见支架。透视下未发现支架，透视下撤出导丝及导管，反复检查导管内也未见支架，再次仔细透视检查在右侧腋窝肱动脉处发现支架（图 12-6）。再次沿导丝送入指引导管于脱载支架附近，送入抓捕器将支架成功取出（图 12-7）。术后无不适，观察数天后出院。

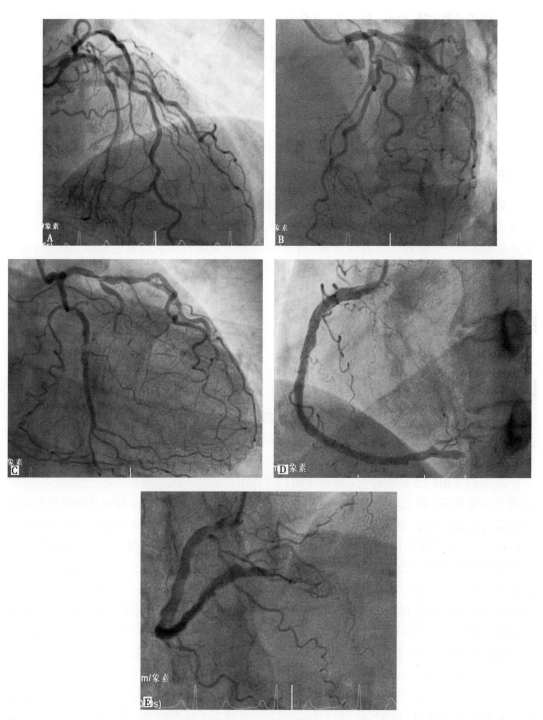

图 12-1　A～C. 左主干未见明显狭窄，前降支近段弥漫性狭窄 95%，第一对角支近段节段性狭窄 85%，间隔支近段局限性狭窄 90%；回旋支近段节段性狭窄 85%，远段节段性狭窄 95%；D～E. 右冠状动脉支架内未见明显狭窄

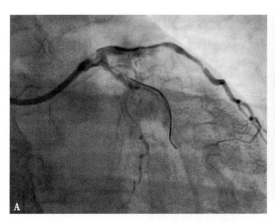
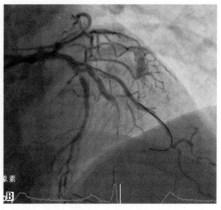

图 12-2 A图可见左主干远端-前降支可见夹层，B图显示球囊扩张后狭窄减轻

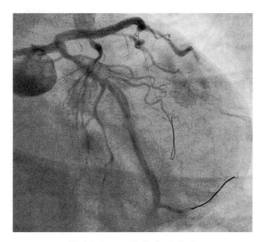

图 12-3 回旋支出现夹层

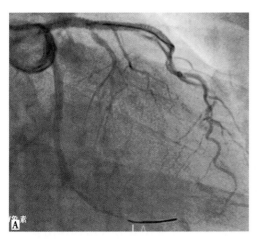
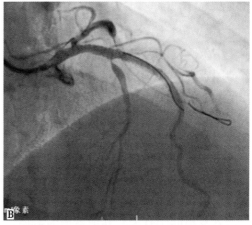

图 12-4 支架后，前降支-左主干狭窄消失，前降支远端仍有夹层，但无明显管腔狭窄，血流Ⅲ级

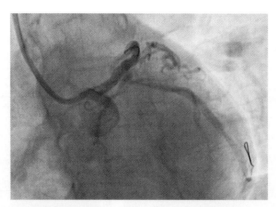

图 12-5　回旋支开口 - 近段狭窄明显加重

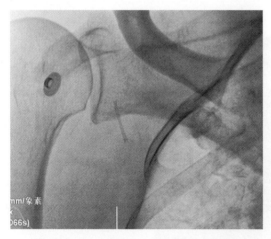

图 12-6　可见脱落的支架，支架一段变形

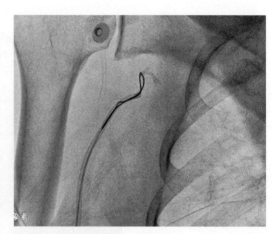

图 12-7　支架脱载于右侧肱动脉，用圈套器将支架取出

【问题及讨论】

1. 冠状动脉夹层　冠状动脉夹层的因素包括临床因素、解剖因素及器械因素。临床因素主要指急性冠状动脉综合征，而本患者为稳定型心绞痛，从临床因素上不属于危险人群。从解剖因素方面，严重扭曲、钙化病变、长病变、偏心病变及慢性闭塞病变等是夹层发生的危险病变，多发生在球囊扩张后，是由于在球囊扩张时血管壁及斑块受力不均匀所致，但该患者比较奇怪的是发生在通过导丝时，而且是头端比较软的导丝。从造影图像 1 可见患者前降支病变处血管扭曲也许是一个因素，但是回旋支没有扭曲在导丝通过时同样发生夹层，也许是患者血管本身存在问题，如血管炎等，但是目前没有特异的检查手段明确血管本身的问题。最后一个方面还有器械的因素，如指引导管因素，导管深插过度、应用 Amplatz 等特殊指引导管时，该患者在开始应用 EBU 导管到位后造影出现左主干夹层，不排除与导管过度深入及不同轴有关。其他器械因素还包括球囊因素、支架因素及导引钢丝因素，一般导引钢丝是硬钢丝引起。另外操作方面注射造影剂过度用力可使夹层加重。

2. 支架脱载

（1）支架脱载的原因：主要由于试图穿过坚硬的冠状动脉病变或支架网眼时支架从球囊上脱落下来；或试图穿过病变时支架部分被卡住，回撤球囊支架即与球囊分离；或试图回撤变形的支架时，支架变形部分可能会刮住指引导管的尖端，或者回撤支架时支架与指引导管不同轴，支架抵在导管上，进一步用力向指引导管内回撤会使支架从球囊上脱落下来；该患者在试图通过左主干 - 前降支支架网眼送支架到达回旋支时没有通过，此时可能球囊和支架松开，且支架头端变形，在回撤时完全脱载。

（2）支架脱载后的处理策略：当发生支架脱载时，术者一定要最大限度地尽量保证"生命线"即指引导丝不撤出脱载支架。保留导丝是后续有效处理的基础，一旦导丝脱出支架，势必造成进一步处理的困难。①支架脱载后如果导丝在、支架在冠状动脉内可以采取就地释放的方法，在血管内就地逐级用球囊扩张支架，使支架完全贴壁（支架未脱离导丝时）[1]；②另外可以采取冠状动脉内挤压脱载支架的方法[2]，再进一根导引钢丝并跨越支架，用球囊将其向血管壁挤压然后再覆以另外一个支架，临床操作中需用非顺应球囊高压将脱载支架充分挤压，保证新支架贴壁良好，以避免冠状动脉内血栓形成。③如果可能的话尽量尝试将脱载的支架取出。在不损伤冠状动脉的情况下，将脱载的支架取出，常是最佳选择。另外如果脱载的支架在外周血管则只能尽量想办法取出。④搁置方法：有报道如果脱载支架在下肢动脉远端，不影响下肢血供时，采用搁置的方法。

（3）取出脱载支架的方法：①小球囊低压扩张、回撤脱载支架方法：用一个小直径的球囊送至支架远端扩张并回撤将支架撤回到指引导管内；②如导丝已不在支架内，用一个固定导丝球囊穿过支架，在其远端扩张将支架回撤至指引导管内；或尝试再从支架内送入导丝后再用球囊回撤到导管内；③用双导丝技术抓取脱载的支架；④用环状圈套器抓取脱载的支架，如该患者；手里没有工具时也可以自制一个圈套器，应用冠状动脉交换导丝（300cm）插入到 5F 冠状动脉诊断导管（通常用多功能导管），一旦其末端从导管的远端露出，将其再插入导管远端，直至其从导管近端穿出，就制成了自制的抓捕器。

（4）支架脱载的预防：首先要识别高危的因素：病变迂曲、钙化等患者相关因素；导管支撑不够、人工捏制支架等器械相关因素；无预扩直接植入支架、术者操作经验不足等术者相关因素。对于严重狭窄、迂曲及钙化的病变，应充分扩张，必要时使用切割球囊或旋磨。选择合适的指引导管，保证同轴性及足够的支撑力。在需要撤出支架时，需要保证导管同轴，操作轻柔，切记动作过猛。一旦发生并发症后，术者要记住保留支架内导丝，保留导丝是随后处理的关键。术者要熟悉各种处理方法，要根据脱载具体情况选择最合适的策略，以求把支架脱载后的不良后果最小化。

【专家点评】

冠状动脉夹层和支架脱载都属于那种大多数情况下可以避免发生的介入并发症，应该以预防为主。术者应牢记"从来就没有简单病变"的话，不可轻视任何一个。在进行每一步操作时都应该加倍小心，有位介入前辈说过"Treat the patient like a baby!""Treat the vessel like a baby!"要像对待婴儿一样对待冠脉血管。该患者在导管到位、送入前降支和回旋支导丝时均发生夹层，虽然不排除患者血管本身存在病变的可能，仍然不能排除操作问题。操作导管到位时要轻柔，缓慢到位，避免突然到位，如果力量过度容易引起夹层；二是在主干夹层后调整导丝过程中，前降支病变存在扭曲，虽然是头端比较软的导丝，仍有发生夹层的可能。至于支架脱载，前面也提到，支架在穿过支架网眼时阻力过大，导致球囊和支架松开，回撤时脱落，一旦发现支架脱落后尽量保留导丝，导丝在，后续的治疗会更容易些，另外需要注意的是支架脱载后透视下可视性比较差，需要仔细寻找，必要时多次采用电影取像的方法。发生脱载后要沉着冷静，根据脱载的部位采取不同的治疗方法，脱落在周围血管时常用的方法是用抓捕器进行抓捕。

参 考 文 献

[1] Baszko A，Telec W，Naumowicz E，Siminiak T，Kałmucki P. Stent loss in the radial artery-surgical vs. interventional approach-report of two cases. Postepy Kardiol Interwencyjnej，2015，11：50-54.

[2] Stajić Z. Stent dislodgement in the distal left main coronary artery and its successful management with balloon crushing technique. Vojnosanit Pregl，2015，72：454-457.

病例 13
冠状动脉介入治疗后造影剂肾病导致死亡

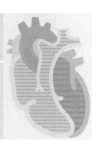

【病史简介】

患者男性,45岁,外地务工人员,主因持续性胸骨后闷痛4小时入院。既往否认高血压、糖尿病病史。体格检查:血压 120/80mmHg,双肺呼吸音清,未闻及干湿性啰音,心率 102 次/分,心律齐,心音低钝,未闻及病理性杂音,双下肢不肿。实验室检查:尿素氮 7.98mmol/L,酐 62mmol/L,钾 4.2mmol/L,丙氨酸转氨酶 50U/L,天冬氨酸转氨酶 56U/L,脑钠肽 16.3ng/L,肌钙蛋白 0.25μg/L,血糖 6.42mmol/L。心电图:急性前壁心肌梗死(图 13-1)。

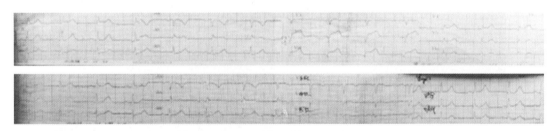

图 13-1 心电图,窦性心律Ⅱ、Ⅲ、aVF 导联 ST 段压低,Ⅰ、aVL、V₂～V₄ 导联 ST 段抬高

【诊疗过程及思路】

给予拜阿司匹林肠溶片及氯吡格雷各 300mg 嚼服后,予尿激酶 150 万 U 静脉滴注溶栓,依诺肝素 40mg,2/d 皮下注射抗凝,拜阿司匹林肠溶片 100mg/d、氯吡格雷 75mg/d 双联抗血小板,阿托伐他汀钙 10mg,1/n 调脂,单硝酸异山梨酯缓释片 40mg/d 扩冠,因患者血压不能耐受,未能应用血管紧张素转换酶抑制剂(ACEI)及 β 受体阻滞剂。临床判断溶栓未通。1 周后行经皮冠状动脉介入治疗(PCI),术前给予负荷量氯吡格雷 300mg 口服,并行碘过敏试验(-)。冠状动脉造影结果示:前降支中段从第一对角支完全闭塞,右冠状动脉中段及远段多处弥漫性病变。

患者血栓负荷较重,血液呈高凝状态,术中给予替罗非班静脉推注,在罪犯血管前降支由远及近依次植入 3 枚支架(图 13-3)。

术中用肝素 10 000U,碘比醇 220ml。术后持续静脉滴注替罗非班,继续依诺肝素皮下注射。术后 24 小时口服及静脉入液量 2200ml,其中氯化钠 1500ml;尿量 450ml;复查肝肾功能:ALT 323U/L, AST 296U/L, BUN 12.23mmol/L, CR 325mmol/L, K 6.75mmol/L;急查

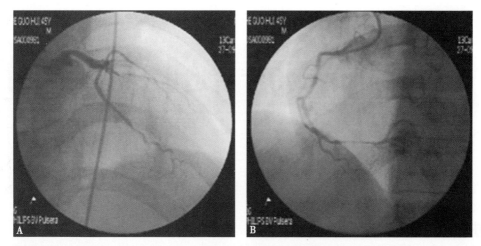

图 13-2 A 图显示前降支中段从第一对角支完全闭塞,B 图显示右冠状动脉中远段多处弥漫性病变

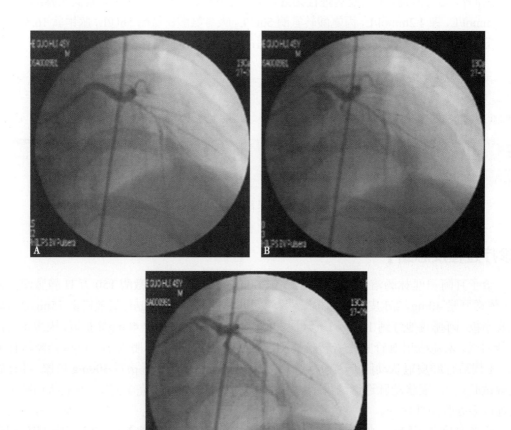

图 13-3 A~C 前降支由远及近依次植入 3 枚支架

床旁双肾彩超示未见明显异常。考虑诊断造影剂肾病（CIN），建议血液透析治疗，但患者血压下降至 80～90/50～60mmHg，给予多巴胺升血压，高糖胰岛素、碳酸氢钠静脉滴注、呋塞米静脉推注等治疗。术后第 3 天尿量进一步减少，24 小时尿量不足 100ml，肝肾功能进行性恶化，向家属交代病情后急诊透析，透析后血钾恢复正常，肝肾功能无明显恢复，透析后 2 小时病情突然恶化，抢救无效死亡。临床诊断：CIN。

【问题及讨论】

随着冠心病介入治疗的开展，造影剂肾病发病率逐渐增加。CIN 一般是指使用造影剂 72h 之内，血清肌酐较基线升高 25% 或 44μmol/L 以上为特征的肾功能损害，而无其他原因可以解释。研究表明 60% 的 CIN 血肌酐升高发生在使用造影剂后 24 小时之内。多数 CIN 患者临床表现为非少尿型肾衰竭，若出现少尿型肾衰竭，多病情严重，常需要透析治疗。CIN 是增加 PCI 患者院内及长期死亡率的一个独立危险因素。造影剂肾毒性发生的病理机制目前尚不十分明确，一般认为与造影剂的直接肾毒性作用、继发性肾血流动力学改变和肾小管阻塞有关。另有研究表明肾髓质缺血性损伤及对比剂对肾小管上皮的直接毒性作用是发生 CIN 的主要机制。原有肾功能不全是公认的最强的独立危险因素。在既有肾功能不全又有糖尿病的患者中，CIN 发病率达 50%。造影剂用量对肾毒性反应的发生有影响。回顾性分析发现超过阈值人群中造影剂肾病发病率为 21%～37%。与高渗造影剂比较，低渗造影剂在高危患者中肾毒性反应的发生率明显低。心力衰竭加重会因心脏排血量下降、心腔压力升高使交感神经兴奋性增强，激活肾素 - 血管紧张素 - 醛固酮系统（RAAS），使肾血管收缩，增加缺血性肾损害，使 CIN 发生率增加。其他危险因素包括血管内有效血容量减少、使用肾毒性药物、多发性骨髓瘤、使用 ACEI 等可能都是 CIN 的危险因素。

该患者肾衰竭发生在使用造影剂 24 小时内，CR 较基线水平升高近 5 倍，诊断 CIN 明确；其危险因素有术前未充分水化、存在潜在心功能不全、术中应用造影剂较多以及特殊体质。对高危人群且需造影者造影前推荐措施有：①检查肾功能；②造影检查前不可禁饮，绝对避免脱水；③高危人群使用等渗或低渗非离子造影剂；④造影前停用非甾体抗炎药物，造影当天停用 ACE I 类药物，而钙拮抗剂不需停药；⑤造影前 48 小时停用二甲双胍，直到肾功能恢复后再用；⑥水化是当前唯一普遍接受的预防 CIN 的措施。

【专家点评】

在肾功能原正常的患者发生造影剂肾病非常少见，且中年患者没有糖尿病、心衰等情况，从危险评估来看，发生造影剂肾病的风险很低。即使这样，术者在术后给予了水化等治疗，还是发生了肾病，可能与急性前壁心肌梗死，有潜在心功能不全等有关。

参 考 文 献

[1] 余振球，段绍斌，周顺科，等. 尿肾脏损伤分子 1、白细胞介素 18 和胱抑素 C 对老年钆造影剂肾病的预测价值. 中华肾脏病杂志，2013，29（3）：173-177.

[2] 苏海华，姜埃利. 造影剂肾病的诊疗进展. 国际移植与血液净化杂志，2006（3）：1-5.

[3] Satler LF. A plan to reduce contrast induced nephropathy. Catheter CardiovascInterv，2013，82（6）：898.

[4] Bariguoriciroldi F，Morici N. New phamacological protocols to prevent or reduce contrast media nephropathu.

Minerva cardioangiol，2005，53：49-58.

[5] Mehran R. contrast-induced nephropathy remains a serious complication of PCI. J Intervcardiol，2007，20：236-240.

[6] Gu GQ，Lu R，Cui W，et al. Low-dose furosemide administeredwith adequate hydration reduces contrast-induced nephropathyin patients undergoing coronary angiography. Cardiology，2013，125（2）：69.

[7] McCullough P. Outcomes of contrast-induced nephropathy：experience in patients undergoing cardiovascular intervention. Catheter CardiovascInterv，2006，67：335-343.

[8] 吉俊，丁小强，许迅辉，等. 低渗非离子造影剂对冠状动脉介入诊疗术患者肾功能影响的前瞻性研究. 中华肾脏病杂志，2006，22：388-392.

[9] 姜文兵，赵玮. 造影剂肾病的预防. 国际心血管病杂志，2006，33：414-417.

[10] Luo Y，Wang X，Ye Z，et al. Remedial hydration reducesthe incidence of contrast-induced nephropathy and shorttermadverse events in patients with ST-segment elevationmyocardial infarction：a single-center，randomized trial. Intern Med，2014，53（20）；2265-2272.

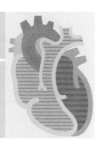

病例 14
PCI 术中右锁骨下动脉夹层导致纵隔血肿

【病史介绍】

患者女性，70 岁，因"发作性心前区疼痛 1 年，加重 1 个月"入院。患者于入院 1 年前在活动过程中或情绪激动时出现心前区疼痛，持续 10 余分钟，休息后可缓解，发作时伴咽部及双肩部疼痛不适，伴出汗，伴心慌胸闷。近 1 月来症状加重，稍微活动即感心前区疼痛，活动耐量明显下降。曾就诊于神木县医院，诊断为"冠心病，不稳定型心绞痛"，给予阿司匹林肠溶片 0.1g、qd，硫酸氢氯吡格雷 75mg、qd，单硝酸异山梨酯 10mg、bid，美托洛尔 6.25mg、bid 等药物治疗，效果差，仍有反复发作。入院查体心率 72 次 / 分，血压 120/70mmHg，BMI 24.8。入院心电图未见明显异常；心脏超声显示 LVEF 57%，各房室腔大小形态正常，左室壁厚度、收缩运动正常。

【诊断】

冠心病，不稳定型心绞痛。

【诊疗过程及思路】

入院后择期行冠状动脉造影，采用右侧桡动脉途径，植入 6F 桡动脉鞘后，在 150mm 泥鳅导丝的指引下送入 5F 桡动脉造影导管进行造影显示前降支近段发出第一对角支处可见严重狭窄，最重 90%；回旋支未见明显狭窄；右冠状动脉近中段狭窄 20%～30%（图 14-1）。

考虑前降支为罪犯血管，决定处理前降支病变。依然通过右侧桡动脉途径，在泥鳅导丝引导下将 EBU 3.5 指引导管送达左冠开口，应用 3 根 runthrough 导丝分别送到前降支、第一对角支及回旋支远端，应用 2.5mm×15mm 球囊扩张后植入 4.0mm×15mm 支架，释放压力 10atm，应用 4.0mm×8mm NC 球囊以 16atm 进行支架近段后扩张，最终结果支架释放满意，回旋支开口未受累，第一对角支开口狭窄，但血流正常（图 14-2）。结束手术。

将患者移至搬运床上，患者随之诉呼吸困难，出汗，咳嗽，咯黏液血痰，双肺闻及哮鸣音，无晕厥、胸痛，心电监测：心率 110～130 次 / 分左右，血压 204/110mmHg 左右，考虑气管痉挛，给予地塞米松 10mg、呋塞米针 40mg，硝酸异山梨酯等处理后症状缓解送入病房。返回病房后再次出现呼吸困难、血压下降，行气管插管、人工呼吸机辅助呼吸（呼吸机参数：氧浓度 100%，潮气量 550ml、呼吸频率 18 次 / 分、PEEP 0cmH_2O）；给予多巴胺升压药物维持血压 100/60mmHg 左右，心率 68 次 / 分。急诊再次送入导管室。透视可见纵隔明显增宽

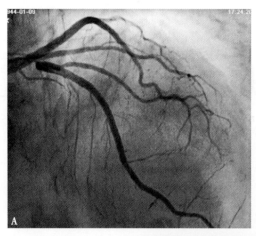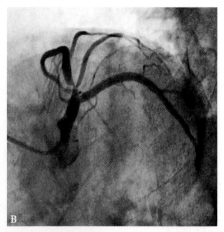

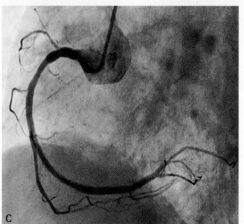

图 14-1 冠状动脉造影结果。A 图及 B 图分别从头位及蜘蛛位显示前降支近段发出第一对角支后严重狭窄；回旋支未见明显狭窄；C 图显示右冠状动脉中段轻度狭窄

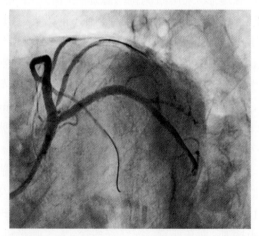

图 14-2 前降支支架后。支架膨胀良好，两端没有夹层，回旋支开口正常，第一对角支开口狭窄，但血流正常

（图14-3）。考虑是否出现主动脉夹层，迅速从
股动脉途径送入猪尾导管进行升主动脉造影
（图14-4A）及降主动脉造影，主动脉未见夹层。
右侧锁骨下动脉开口及近段增粗，未见血管破
裂出血（图14-4A）。进一步考虑纵隔血肿，是
否在推送导丝及导管时损伤乳内动脉？应用右
冠状动脉造影管进行非选择性乳内动脉造影，
乳内动脉正常显影，未见异常血管破裂及夹层
（图14-4B）。请血管外科、神经内科、周围血管
介入组会诊后进行支气管动脉造影排除支气管
动脉破裂（图14-5）。

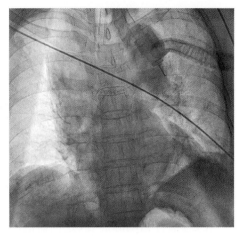

图14-3　胸部电影留图可见纵隔明显增宽

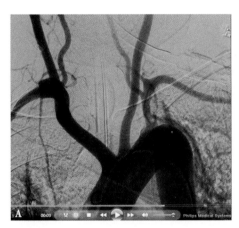
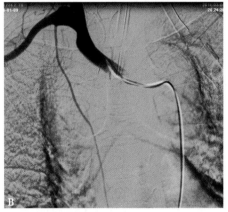

图14-4　A. 升主动脉造影，主动脉弓部正常，主动脉弓部三个分支正常显影，左侧锁骨下
动脉开口轻度动脉硬化斑块，右侧头臂干远端右锁骨下动脉开口近段血管增粗；B. 右头臂
干造影可见乳内动脉显影正常，未见夹层及血管穿孔

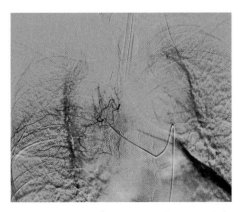

图14-5　右支气管动脉造影，未见明显异常

经多科会诊后考虑纵隔血肿与锁骨下动脉瘤有关，可能是原有动脉瘤撕裂或者夹层引起夹层动脉瘤？决定应用覆膜支架进行封堵，但瘤处发出右椎动脉，瘤近端发出右颈总动脉（图 14-6A），给支架植入造成一定困难。考虑不能覆盖颈总动脉，选择 FLUENCY plus Vascular 8mm×40mm 覆膜支架覆盖动脉瘤，重复造影仍有血流进入瘤腔（图 14-6B）计划再次植入长覆膜支架 FLUENCY plus Vascular 10～80mm，完全覆盖动脉瘤及前一支架，但必然会累及颈总动脉，故颈总动脉先植入 INVATEC MARIS SE 10～40mm 裸金属支架，采用"V"支架技术植入 2 枚支架，重复造影未见血流进入瘤腔，颈总动脉血流正常（图 14-6C）。前图显示动脉瘤处发出椎动脉，大脑双侧椎动脉间存在丰富的侧支，因此有可能存在椎动脉逆向供血，遂进行左侧椎动脉造影，确实证实存在椎动脉逆向供血到瘤体（图 14-7A）。在静脉基础麻醉下自左侧椎动脉 - 颅底动脉环 - 右侧椎动脉 - 右侧椎动脉开口植入 3 个弹簧圈，并予以 NCBA 胶注入动脉瘤处，逆向血流消失，成功封堵锁骨下夹层动脉瘤（图 14-7B）。抢救期间共有 4 个介入科室 24 名人员抢救近 7 小时，找到原因并成功控制出血。术后进入 CCU 病房，维持血压；心外科、胸外科、血液科等相关科室继续会诊，予以补充红细胞、补凝血底物、抑酸、营养支持、保肝、利胆、抗感染，预防呼吸机相关性肺炎等对症支持治疗。术后第 5 天胸片提示右肺高密度影，考虑纵隔血肿破入胸腔，给予胸腔引流；术后 9 天患者出血逐

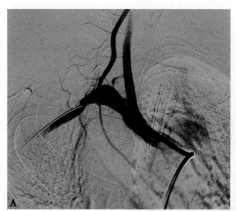
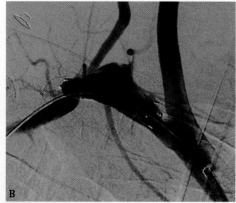
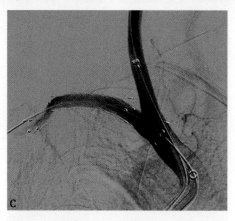

图 14-6　A. 右锁骨下动脉近端动脉瘤处发出右椎动脉，瘤近端发出右颈总动脉；B. 植入第一个覆膜支架后，仍有血液进入动脉瘤内；C. 植入第二个覆膜支架及颈总动脉裸支架后可见瘤体完全封闭，颈总动脉血流正常

渐得到控制,凝血功能得到纠正,开始逐步抗血小板治疗,拔除气管插管,并逐渐经口进食。术后 12 天转入普通病房,住院 18 天后出院。

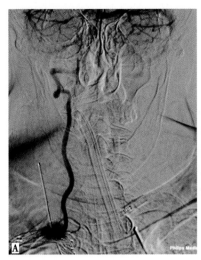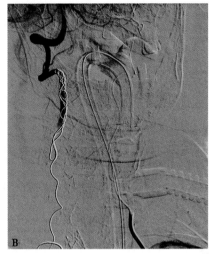

图 14-7　A. 左侧椎动脉造影,可见经颅内交通支,右侧椎动脉逆向供血到达右侧锁骨下动脉瘤处;B. 最终造影显示逆向血流消失,动脉瘤未显影,右侧椎动脉处可见弹簧圈影

【问题及讨论】

1. 纵隔血肿的早期发现　从 1989 年加拿大医生 Campean[1] 首先报道应用桡动脉穿刺路径进行冠状动脉造影取得成功以来,经桡动脉路径行冠状动脉介入治疗技术的可行性和优越性已被认同,经桡动脉入径损伤血管小,外周血管并发症少,恢复快。但是也有发生纵隔血肿等凶险的并发症的几率,如果处理不及时,可能造成死亡等恶性事件 [2, 3]。其早期症状包括咽部不适、胸痛、咳嗽、呼吸困难,双肺哮鸣音等。出现呼吸困难、肺部哮鸣音时容易误认为急性左心衰竭,如本例患者第一次发作症状时就是按照心衰处理。

2. 纵隔血肿的治疗　当然首要的是进行出血部位的有效止血。但是在发病时有些患者会非常突然,主要表现为呼吸困难,因此有效保持通气非常关键,一旦发生严重的呼吸困难,尽快气管插管是抢救成功的关键。气管插管前用简易呼吸皮囊加压给养辅助呼吸,同时准备好气管切开,以备气管受压无法气管插管时用。另外要维持有效循环,血压维持在 90/60mmHg 以上,定时评估心、脑、肾等重要气管得到有效的灌注。最后停用抗凝药物,必要时应用鱼精蛋白中和肝素,必要时同时停用抗血小板药物。

3. 本例患者治疗思路　患者心绞痛入院,造影显示前降支开口及近段严重狭窄,进行支架治疗,治疗后前降支狭窄消失,没有影响回旋支,第一对角质虽然被支架挤压、开口狭窄,但是血流速度正常,完全可以不处理,造影结果满意。但是术后出现血管入路并发症,第一次表现为呼吸困难,出汗,咳嗽,咯黏液血痰,双肺闻及哮鸣音,反射性出现血压升高、心率快,考虑急性心衰,按照心衰处理,但患者原心功能正常,出现心衰不好解释。返回病房后随机出现呼吸困难,血压下降,迅速进行气管插管,维持血压,为患者后续的治疗争取了时间,此时迅速返回导管室再次检查发现纵隔血肿,进行了一系列的可能原因的排查后确定锁骨下动脉损伤出血，治疗上在平衡手术和介入治疗的风险后，最终采取介入治疗的方法成功进行了封堵，抢救成功。

4. 造成血管损伤的原因　锁骨下动脉处肯定与导丝或导管的送入和回撤有关，但是具体是导丝引起、导管引起还是导管回撤时损伤的，目前无从确定。但是肯定与导管与导丝的操作有关。总结经验教训是在送入器械时一定小心推送，避免造成血管损伤。

【专家点评】

该患者冠状动脉介入治疗非常成功，但是介入诊疗过程中发生周围血管损伤，看似不重要、不起眼的并发症导致致命性后果，纵隔血肿继发失血性休克。患者不幸中的万幸是在大医院，在抢救组织者有效的全力组织全院相关科室医疗团队的抢救下，找到了出血原因并成功控制了出血。因此，基本功的扎实掌握及术中小心操作非常关键。一定要在透视下送入导丝、导管；从主动脉回撤导管前透视确认导丝出导管口后在回撤导管，减少对血管损伤的机会；在送入器械时，速度不宜过快，一旦有阻力不应强行推送，必要时行血管径路造影。建议使用长造影钢丝，避免超滑造影导丝反复进出桡动脉，造成血管损伤。另外介入操作结束后透视检查纵隔、心包影像，该患者在第一次出现症状时如果进行透视，也许就可以发现纵隔增宽，能更早接受治疗。另外在第一次升主动脉造影时发现锁骨下动脉瘤时，早期应用球囊堵住动脉瘤后再进行后续的检查，也许可以提前止血的作用。

参 考 文 献

[1] Campean L. Percutaneous radial approach for coronary angiography. CathetCardiovascDiagn，1989，16：3-7.

[2] Park KW，Chung JW，Chang SA，et al. Two cases of mediastinal hematoma after cardiac catheterization：A rare but real complication of the transradial approach. Int J Cardiol，2008，130：e89-e92.

[3] Jao YH，Chen Y，Fang CC，et al. Mediastinal and neck hematoma after cardiac catheterization. Catheter CardiovascInterv，2003，58：467-472.

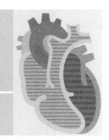

病例 15
冠状动脉介入治疗后猝死

【病史介绍】

患者男性，62岁，主因"发作性胸骨后疼痛1天"入院。患者入院1天前劳累后出现胸骨后压榨样疼痛，伴胸闷气短及后背部放射痛，自服"麝香保心丸"治疗效果差，约80分钟后症状减轻。1天后就诊于我院急诊行心电图提示Ⅱ、Ⅲ、aVF导联ST段抬高。既往危险因素：高血压病史，陈旧性脑梗死，吸烟史，BMI 27.5。

【诊断】

冠心病，急性下壁心肌梗死。

【诊治过程及思路】

入院后给予药物治疗1周后行冠状动脉介入治疗。经右侧桡动脉造影提示左主干未见明显狭窄，前降支中段局限性狭窄40%，第一对角支开口局限性狭窄60%；回旋支远段边缘不规则；右冠状动脉近中段完全闭塞（图15-1）。

决定进行右冠状动脉的介入治疗。选择6F指引导管XBRCA，应用Runthrough导丝通过病变处到达右冠状动脉远端，应用血栓抽吸导管抽吸后，分别应用预扩球囊1.5mm×20mm、2.5mm×15mm扩张后植入支架XIENCE V 3.5mm×28mm及XIENCE V 3.5mm×18mm，释放压力14atm，支架膨胀欠佳，应用NC球囊Quantum Maverick 3.5mm×8mm以16~20atm进行支架内后扩张，最终结果如图15-2。

患者术后2小时应用低分子肝素及双重抗血小板药物治疗。术后6小时突发意识丧失，血压测不出，大动脉搏动消失，心电监护示：室性心动过速，10秒钟后转为室性逸搏心律，立即给予心脏胸外按压、150J双向非同步电除颤，气管插管接呼吸机辅助呼吸，多次给予多巴胺、盐酸肾上腺素、阿托品等药物治疗效果差，急查床旁超声示心脏停搏、大量心包积液，考虑心脏破裂，宣布临床死亡。

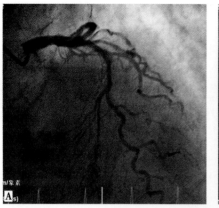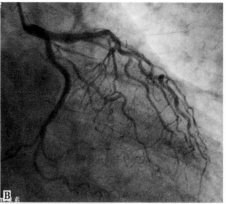

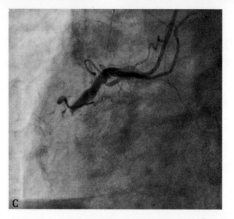

图 15-1 冠状动脉造影结果。A图显示左主干未见明显狭窄,前降支中段轻度狭窄;B图显示回旋支关闭不规则,未见明显狭窄;C图显示有关中段完全闭塞

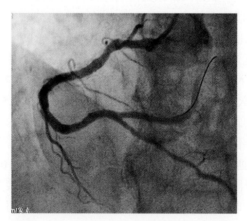

图 15-2 支架植入术后右冠状动脉造影显示右冠状动脉通畅,支架膨胀良好

【问题及讨论】

本例患者入院时诊断急性下壁心肌梗死明确,经冠状动脉造影提示右冠状动脉闭塞,在直接 PCI 术后患者仍出现心脏破裂。心脏破裂是急性心肌梗死并不少见的并发症,一旦

发生，病情凶险，缺乏有效的治疗干预手段，死亡率居高不下，心脏破裂的住院死亡率接近100%，严重影响患者预后。心脏破裂常发生在急性心肌梗死发病第一周，包括心室游离壁破裂、室间隔穿孔和乳头肌断裂 3 种类型，以左室游离壁破裂最常见。

本例患者的病例特点：老年男性，初发心肌梗死，胸痛 1 天后进行的急诊手术，从冠状动脉造影看患者的前降支及回旋支对右冠状动脉供血区域均没有侧支循环。由于就诊时间延迟，同时缺乏有效的侧支循环，再灌注损伤以及缺乏缺血预适应可能也是促进该患者急性心肌梗死后机械并发症的重要原因。而国外报道心肌梗死后心脏破裂的时间是 2~8 天，有文献报道认为在直接 PCI 术后患者心脏破裂的发生时间相比于未做介入手术的患者有所提前 [1-3]。本例患者在急性心肌梗死的第二天即出现心脏破裂。心脏破裂的内科治疗包括抗休克、快速心包穿刺解除心脏压塞，而急诊心脏外科手术是心肌梗死后心脏破裂主要的治疗手段以及最重要的改善预后的方法，在维持血流动力学的同时，积极联系心外科医生，手术修补缺损是提高生存率的根本办法 [4]。

心脏破裂是急性心肌梗死最严重而并不少见的并发症之一。急性心肌梗死后心脏破裂仍然是心肌梗死主要的死亡原因之一，占急性心肌梗死院内死因的 20%~30%，尽管发生率低，然而一旦发生，病情凶险，院内死亡率高，需要心外科积极配合，因而早期识别高危患者进行有效的预防措施尤为关键。

【专家点评】

该病例是急性心肌梗死后比较少见的并发症，有较好的临床借鉴作用，有两点是我们临床医师应认真吸取的经验和教训。

首先对心脏破裂的防治措施主要应放在预防环节，早期识别心脏破裂高危人群，有利于在心肌梗死的急性期积极采取干预措施以减少心脏破裂的发生。心脏破裂的易患因素包括：高龄、女性、初发心肌梗死、前壁心肌梗死、就诊时间延迟，入院时血压高心率快，溶栓治疗等 [5-6]。对以上这部分高危患者需要采取更加积极的干预措施：例如早期、有效的直接 PCI 治疗，在入院时及时给予足剂量的 β 受体阻滞剂控制患者在心肌梗死急性期的血压，心率，同时注意对高危患者延长绝对卧床的时间，注意止痛、镇静、通便，此外防止剧烈的咳嗽、呕吐。有陈旧性脑梗或精神疾患病史的出现心脏破裂的风险也较大，对该部分患者需要加强护理，进行必要的镇静及制动处理。

已经发生了心脏破裂的患者，对于破损程度较轻的左室游离壁破裂患者，采用单纯外科凝胶修补技术就可以修复破损，堵住渗漏，且手术成功率高 [7]。游离壁破裂患者出现心脏压塞表现，给予心包穿刺，在维持血流动力学的同时，设法手术修补缺损是提高生存率的唯一手段。而对于室间隔穿孔或乳头肌断裂的患者，使用主动脉内球囊反搏（IABP）可以明显患者减少左向右分流，减轻左室舒张末压力，缓解患者的左心衰症状，IABP 及时应用对改善心脏功能极其重要，宁早勿晚，为患者手术修补或介入封堵赢得机会。解放军总医院团队曾经救治过多名室间隔穿孔患者，在 IABP 支持下对这部分室间隔穿孔患者进行了成功的介入封堵手术 [8]。多中心注册研究的数据也证明了 IABP 的使用增加了室间隔穿孔患者的生存时间，为这部分患者赢得手术机会，提高患者外科手术修补或介入封堵的成功率。

总之，尽管心肌梗死后心脏破裂发生率很低，然而一旦发生，病情凶险，院内死亡率高，需要心外科积极配合，因而早期有效的预防措施尤为关键。首先通过高危因素对急性心肌梗死患者进行危险分层,然后对心脏破裂高危患者采取积极有效的干预措施。对已发生机械并发症患者,采取以 IABP 及介入封堵,外科手术治疗为代表的综合性干预措施,可以进一步减少急性心肌梗死后的病死率。

参 考 文 献

[1] French JK, Hellkamp AS, Armstrong PW, et al. The Mechanical complications after percutaneous coronary intervention in ST-elevation myocardial infarction(from APEX-AMI). Am J Cardiol, 2010, 105(1): 59-63.

[2] Pouleur AC, Barkoudah E, Uno H, et al. Pathogenesis of sudden unexpected death in a clinical trial of patients with myocardial infarction and left ventricular dysfunction, heart failure, or both. Circulation 122: 597-602.

[3] Yip HK, Wu CJ, Chang HW, et al. Cardiac rupture complicating acute myocardial infarction in the direct percutaneous coronary intervention reperfusion era. Chest 124: 565-571.

[4] Haddadin S, Milano AD, Faggian G, et al. Surgical treatment of postinfarction left ventricular free wall rupture. J Card Surg. 2009, 24(6): 624-631.

[5] Markowicz-Pawlus E, Nozynski J, Sedkowska A, et al. (2007) Cardiac rupture risk estimation in patients with acute myocardial infarction treated with percutaneous coronary intervention. Cardiol J 14: 538-543.

[6] Lopez-Sendon J, Gurfinkel EP, Lopez de Sa E, et al. (2010) Factors related to heart rupture in acute coronary syndromes in the Global Registry of Acute Coronary Events. Eur Heart J 31: 1449-1456.

[7] Tiryakioglu O, Ari H, Unal M, et al. Self-limiting left ventricular wall rupture following myocardial infarction. J Card Surg. 2009, 24(1): 89-91.

[8] Geng Qian. Timing for transcatheter closure of ventricular septal rupture after acute myocardial infarction. J Am Coll Cardiol.. 2015, 66 Supplement: B2-B3.

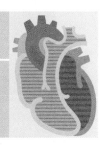

病例 16
冠状动脉介入治疗中冠状动脉穿孔

病例 16-1　支架植入术后出现血管破裂穿孔

【病史介绍】

患者女性,68 岁,反复胸痛、憋气 1 年入院。1 年来无明显诱因反复出现胸痛,胸闷、憋气,伴心前区烧灼感及后背部疼痛,持续 5～10 分钟左右,最多不超过 30 分钟,含服硝酸甘油缓解,曾就诊于外院给予口服"硝酸异山梨酯,氯吡格雷,美托洛尔"等药物治疗,控制效果差。糖尿病病史 1 年,口服"二甲双胍"控制可,脑梗死病史 1 年;甲状腺功能减低史 1 年,口服"左甲状腺素"控制。否认吸烟史及家族史。入院查体:脉搏 58 次 / 分,血压 131/74mmHg。

【诊断】

冠心病,不稳定型心绞痛,2 型糖尿病,陈旧性脑梗死,甲状腺功能减低。

【诊疗过程及思路】

行造影检查提示前降支近中段弥漫性狭窄 85%,第一钝缘支开口狭窄 90%,右冠状动脉近段节段性狭窄 75%,右冠状动脉中段次全闭塞 99%(图 16-1)。将 6F XBRCA 指引导管插入到右冠状动脉开口处,将 Routhrough 导丝通过右冠状动脉狭窄处送达后降支远端,沿导丝送入 Maverick 2.0mm×20mm 球囊至右冠状动脉近、中段病变处,以 8～12atm 预扩张(图 16-2A),冠状动脉内给予硝酸甘油 100ug 后血管明显增粗(图 16-2B、C)。沿导丝送入乐普 3.5mm×36mm 支架至右冠状动脉中段病变处,以 12atm 扩张释放,支架中段膨胀欠佳(图 16-3)。再沿导丝送入 3.5mm×23mm 支架到右冠状动脉近段病变处并完全覆盖病变,以 12atm 扩张释放(图 16-4)。造影示:右冠状动脉中段支架膨胀欠佳,应用 3.5mm×23mm 支架球囊,送入远端支架内然后扩张,压力 14atm。重复造影示狭窄明显减轻,造影剂外渗(图 16-5),应用支架球囊低压扩张阻止血液外渗同时准备覆膜支架 3.0mm×15mm,至造影剂渗出处,以 12atm 扩张释放。造影显示:造影剂无外渗,无夹层,TIMI3 级(图 16-6)。结束手术。

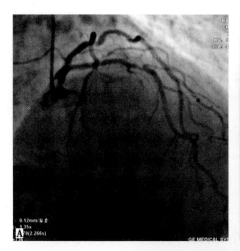
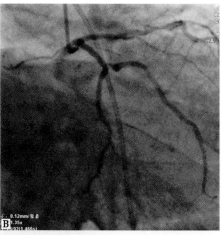
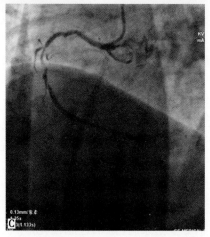

图 16-1　冠状动脉造影结果。A 图显示前降支中远段弥漫狭窄，最重 85%；B 图可见第一钝缘支开口狭窄 90%；C 图显示右冠状动脉近段节段性狭窄 75%，右冠状动脉中段次全闭塞 99%

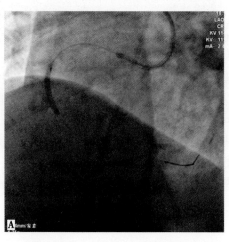

图 16-2　A 图 2.0mm 球囊预扩张

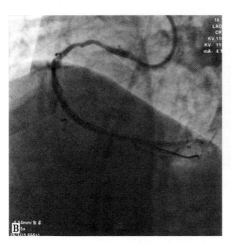
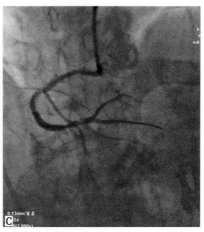

图 16-2（续） B和C显示球囊扩张和冠状动脉内应用硝酸甘油后造影显示狭窄明显减轻,远端血管直径明显增粗

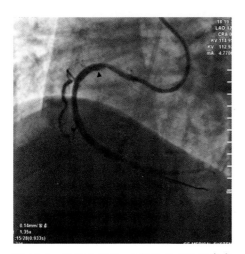
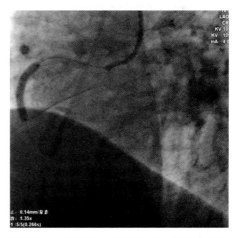

图 16-3 远端支架后,支架远端与远端参考血管直径相匹配,支架中段膨胀欠佳

图 16-4 应用植入近端3.5的支架球囊扩张远端支架,压力14atm

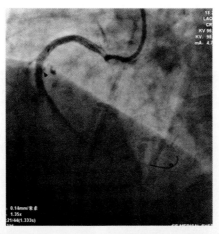

图 16-5   血管远端支架中段血管破裂，造影剂外漏

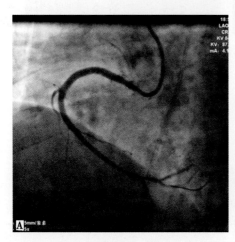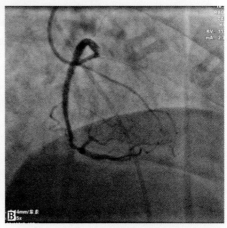

图 16-6   覆膜支架后造影剂无外渗，无夹层，TIMI 3 级

患者血压、心率一直稳定，床旁心脏超声未见心包积液。术后返回病房监测 24 小时，稳定，术后第三天出院。

【观点争鸣】

1. 血管破裂的原因

（1）支架直径偏大？后扩球囊直径大？支架选择 3.5 的直径在给硝酸甘油后支架两端和血管直径匹配良好，支架中段膨胀不良，支架球囊后扩张后出现血管破裂，可能支架球囊为非顺应性球囊，虽然压力 14atm，考虑最后球囊膨胀直径大于 3.5mm，另血管中段可能存在负性重构，直径低于两端参考段，更加重了球囊和血管比例失调，导致破裂。吸取的教训是尽量避免用支架球囊做后扩张用，如果必须要用，需要注意膨胀压力和直径。

（2）另外可能的原因是存在钙化结节，导致在扩张时钙化向外刺破血管。从造影影像看血管穿孔位置在发出小分支处，似乎支持第一种原因。

2. 血管破裂后的处理   是否一定需要放覆膜支架，是否可以应用球囊长时间封堵，毕竟覆膜支架再狭窄率高。该血管破裂从影像上看是主干大血管破裂，而非分支小血管破裂，且为支架植入后，属于Ⅲ型穿孔，自行愈合的可能性低，长时间球囊扩张堵塞血管容易导致血栓形成，将引起下壁心肌梗死，面积较大，加之老年女性，后续出现多脏器损伤，预后会很差，因此还是应该快速处理，尽快封闭出血，不会影响后续的抗凝、抗血小板药物的应用。尽管覆膜支架再狭窄风险高，但是再狭窄往往不会致命，后续可以再治疗。

　　3. 覆膜支架尺寸是否合适？

　　覆膜支架 3.0mm，小于支架 3.5mm，可能存在两支架贴壁不良的情况。原则上应该选择相同尺寸，该患者植入支架较长，覆膜支架的通过性会差，因此选择 3.0mm 覆膜支架，之后应用 3.5mm 的球囊扩张，也达到了止血的目的。

病例 16-2　严重钙化病变旋磨术中出现血管穿孔

【病史介绍】

　　患者女性，77 岁，因"发作性胸闷、气短 15 天"入院。患者于入院前 15 天出现胸闷、气短症状，自测心率快，于当地医院诊断"心律失常房颤"。予以"美托洛尔"等药物治疗后症状好转。3 天后，再次出现胸闷、气短，心前区堵塞感，遂于当地医院就诊仍为房颤心律，予以胺碘酮等药物治疗后恢复窦性心律，查心肌酶明显升高，诊断"冠心病急性下壁心肌梗死"，予以药物对症治疗后症状好转后转入我院。既往高血压病史 10 余年，血压最高达 180/100mmHg，近期未服用降压药物，自诉血压平稳。吸烟史多年，已戒。入院查体脉搏：57 次 / 分，血压：110/57mmHg。

【诊断】

　　①冠状动脉粥样硬化性心脏病，急性下壁心肌梗死演变期；②心律失常阵发性房颤；③高血压病 3 级。

【诊疗过程及思路】

　　造影提示前降支管壁不规则，但未见严重狭窄；回旋支远段弥漫性狭窄 90%，钙化严重；右冠状动脉近中段弥漫性狭窄 95%，严重钙化（图 16-7）。决定处理右冠状动脉病变。将 6F JR 3.5 指引导管插入到右冠状动脉开口处，因患者右冠状动脉钙化严重，应用 1.25mm 旋磨头对右冠状动脉近段钙化病变进行旋磨（图 16-8），旋磨至中段时旋磨导丝被带出，应用 RUNthrough 调整进入远端困难（图 16-9），在微导管支撑下应用 Fielder XT 导丝通过右冠状动脉病变处到达右冠状动脉远段，应用微导管送入旋磨导丝交换 Fielder XT 导丝，继续旋磨，旋磨后重复造影发现中段在原导丝通过困难处血管破裂，造影剂外渗（图 16-10）。交换 runthrough 导丝后，沿导丝送入 TREK 2.5mm×20mm 球囊以 4～6atm 扩张，封堵血管破裂处（图 16-11），试图沿导丝送入 2.8mm×19mm 覆膜支架，不能通过右冠状动脉近段，在应用 EMPIRA NC 2.75mm×15mm 球囊多次扩张后仍然不能通过覆膜支架，在反复尝试过程中覆膜支架杆断裂，决定自制覆膜支架，应用两个支架中间夹球囊膜，试图通过右冠状动脉病变到达造影剂渗出处，仍然通过困难，于近中段低压释放，人为造成支架膨胀不良，很快形成血栓堵住血管破裂（图 16-12），结束手术。术后床旁超声可见少量心包积液，血压、心率稳定。

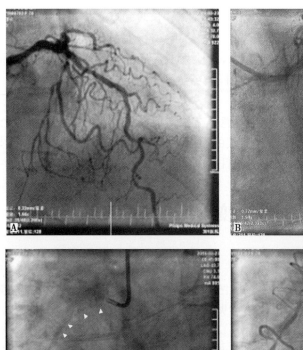

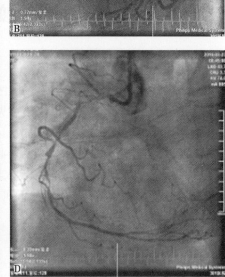

图 16-7　前降支管壁不规则,但未见严重狭窄;回旋支远段弥漫性狭窄 90%,钙化严重;右冠状动脉近中段弥漫性狭窄 95%,严重钙化

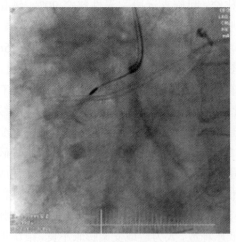

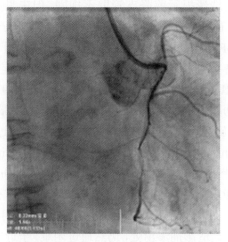

图 16-8　应用 1.25 旋磨头进行旋磨　　　　　图 16-9　重新调整导丝送入远端困难

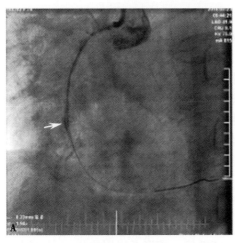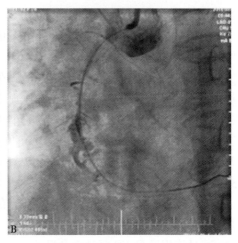

图 16-10　右冠状动脉中段可见夹层及血管破裂,造影剂外漏

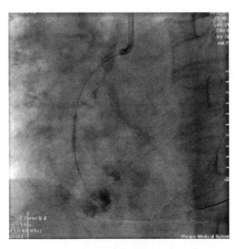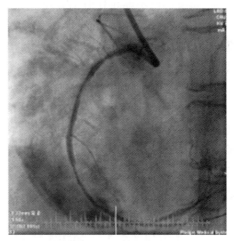

图 16-11　应用球囊堵住血管破裂处　　　　　　　**图 16-12**　无造影剂渗出

　　术后返回病房密切监测,血压稳定在 110～130/70～80mmHg,心率在 70 次 / 分。术后 2 小时发生快速房颤,给予胺碘酮后转复。心肌酶 TNT 最高到 2.17。心包积液逐渐消失。第三天出现上腹部疼痛,有麦氏点牙痛,超声及腹部 CT 诊断急性胆囊炎,给予相应治疗,期间间断发作房颤,左心衰竭表现,间断应用强心、利尿、胺碘酮转复后好转。第五天出现肝酶升高,谷丙转氨酶达 3000U/L,谷草转氨酶 900U/L,考虑胺碘酮引起的药物性肝损伤,保肝治疗,逐渐出现持续房颤、给予控制心室率治疗,维持心率在 90 次左右。逐渐好转出院。

【观点争鸣】

　　1. 是否具有介入指征?

　　一种观点认为老年、女性,血管严重钙化,操作风险高,可以选择保守治疗。另一种观点为,患者为急性冠状动脉综合征,狭窄程度严重,因此具有介入指征。虽然钙化严重,在具有经验的中心是可以进行的。

2. 血管破裂穿孔的原因

(1) 在第二次旋磨前调整导丝过程中造成血管夹层,旋磨时造成夹层扩大、血管破裂。从影像上支持血管破裂位置有明显夹层。

(2) 导丝是否有部分在内膜下或者血管外? 在第二次调整导丝过程中比较困难,导丝曾到达血管外,因此有可能部分导丝未在血管真腔。另一种观点认为,血管并非为闭塞血管,应用 Fielder XT 通过,从真腔通过的可能性更大。

(3) 钙化病变,钙化斑块在旋磨当中可能会发生钙化斑块翘起,存在锐利边缘引起血管穿孔?

3. 穿孔后处理

(1) 首先迅速应用球囊封堵,10 分钟左右释放一次。球囊充盈后需要注射少量造影剂明确是否封堵住破裂血管。

(2) 同时停用肝素,必要时中和肝素,检测 ACT 值。该患者应用比伐卢定,停用后作用逐渐消失,但是没有药物中和。

(3) 如果仍然不能止住时需要迅速采取其他措施,本患者试图应用覆膜支架通过,由于近段病变明显钙化,虽然旋磨过,且 2.75 的球囊扩张过,球囊扩张尚可,仍然不能通过,一是覆膜支架通过外径大、柔顺性差,另外一方面血管仍然存在钙化,管腔内壁不光滑。此时可以考虑其他的方法,包括明胶海绵、弹簧圈、脂肪颗粒等封堵血管,虽然会造成右冠状动脉血管的闭塞,但是心肌梗死过的血管估计不会造成太大血流动力学问题。

4. 自制覆膜支架方法　文献上报道有几种方法:①将相同尺寸的球囊套在支架上,进行点固定,适合通过性好的病变,不太适合本患者;②所谓的"三明志"方法,两层支架间夹球囊,操作比较复杂,在捏支架时需要注意不要形成"支架刺",支架外径也比较粗,通过性依然比较差;③还有报道将支架外套剪下来,套在球囊上送入血管穿孔处释放的,比较适合相对小血管。

病例 16-3　逆向开通闭塞病变后出现血管穿孔

【病史介绍】

患者男性,68 岁,因"间断胸痛 24 年,再发 1 年"入院。

1991 年 11 月起于夜间睡眠时出现心前区疼痛,向左上肢、左侧颈部、背部放射。持续 4～5 分钟,多次于饱餐、情绪激动时、劳力时出现上述症状,性质、疼痛程度、持续时间无变化,自服"复方丹参滴丸"。2012 年 10 月于静息时发作心前区疼痛,性质同前,自服"单硝酸异山梨酯片"20～30 分钟好转。后上述症状频繁发作,性质、范围、持续时间无明显变化。2013 年 2 月当地心血管病医院就诊,诊断为:冠状动脉粥样硬化性心脏病,陈旧性心肌梗死;脑梗死;高血压病。给予硫酸氢氯吡格雷片(杭州赛诺菲)、盐酸曲美他嗪片、阿司匹林肠溶片、琥珀酸美托洛尔缓释片、阿托伐他汀钙片,硝苯地平控释片等药物,服药不规律,症状频繁发作性质、范围、持续时间无明显变化,后为进一步诊治就诊于我院,行冠状动脉造影:左主干远段局限性狭窄 60%,前降支近段闭塞 100%,中间支近段边缘不规则,回旋支近段节段性狭窄 80%,回旋支远段弥漫性狭窄 80%,右冠状动脉近中段弥漫性狭窄 90%,右冠状动脉全程边缘不规则。当时行前降支闭塞未开通,于右冠状动脉植入支架 1 枚。术后患者自述仍有活动后胸痛不适,休息后 10 分钟可缓解,2014 年 10 月 8 日在我院进一步检查,内科治疗好转后出院。2015 年 3 月无明显诱因出现左肩部疼痛,服用单硝酸异山梨酯及硝酸甘油后尚可缓解,后症状发作频繁,夜间及活动后不适加重,难以平躺伴肩部、后背部疼痛,在我科再次冠状动脉造影检查于右冠状动脉再次植入 1 枚支架,准备择期逆向开通前降支。

既往高血压病史 21 余年,血压最高 195/100mmHg,目前应用马来酸依那普利叶酸片(依叶)以及美托洛尔治疗,血压控制于 130/70～80mmHg。1995 年 6 月患"缺血性脑卒中",药物治疗(具体用药不详),右侧上下肢肌力较差,2014 年 3 月住院时发现鞍区囊性变。2014 年 3 月发现高血脂;自述 2014 年 3 月住院时诊断直立性低血压,同时排除 2 型糖尿病。吸烟 50 年,40 支 / 日,未戒烟,目前 10 支 / 天。

入院查体脉搏:88 次 / 分,血压 152/72mmHg。查心脏超声提示左室射血分数 45%,静息状态下可见室间隔、左室心尖部室壁运动消失,左室整体功能减低。心电图提示窦性心律右束支传导阻滞(图 16-13)。

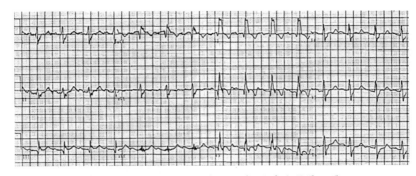

图 16-13　入院心电图,窦性心律,右束支传导阻滞

【诊断】

冠状动脉粥样硬化性心脏病,不稳定型心绞痛,冠状动脉支架植入术;高血压病 3 级(高危组);心律失常,完全性右束支传导阻滞,一度房室传导阻滞;高脂血症。

【诊疗过程及思路】

复查造影右冠状动脉支架良好,前降支近段闭塞病变(图 16-14)。

将 6F EBU 4.0 指引导管送到左冠开口处,将 Routhrough 导丝通过回旋支狭窄处送达远端进行保护,在微导管支持下尝试将 Fielder XT-A 导丝送达前降支闭塞处,导丝通过困难,然后沿回旋支 - 钝缘支导丝送入 TREK 2.5mm×15mm 球囊至回旋支 - 钝缘支病变处以 16atm 扩张进行锚定,然后在微导管支持下顺利将 Fielder XT-A 导丝送达前降支闭塞处近段(图 16-15)。释放回旋支球囊压力并撤出球囊。

然后将 7F AL0.75 指引导管插入到右冠状动脉开口处,在微导管支撑下尝试将 Routhrough 导丝经后降支逆向通过前降支闭塞远端,未能成功通过(图 16-16)。造影显示:后降支血管痉挛,且后降支中段周围有血液渗出(图 16-17)。患者无不适主诉,血压、心率无变化。后在微导管支撑下尝试将 Routhrough 导丝经锐缘支逆向通过前降支闭塞远端并成功到达。

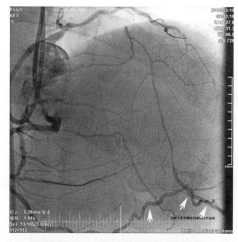
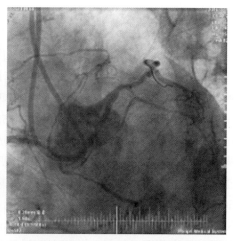

图 16-14 前降支自开口完全闭塞,可见右冠状动脉向前降支中远段的逆供

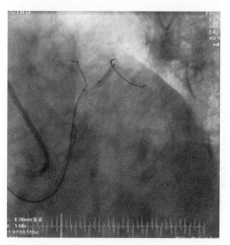

图 16-15 回旋支 - 钝缘支球囊锚定同时微导管支持下顺利将 Fielder XT-A 导丝送达前降支闭塞处近段

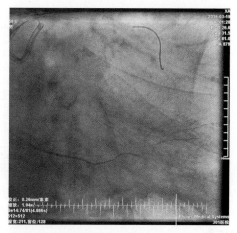

图 16-16 尝试将 Routhrough 导丝经后降支逆向通过前降支闭塞远端

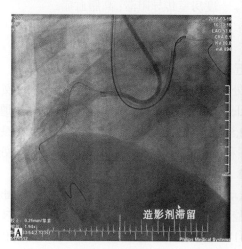
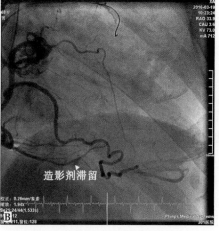

图 16-17 后降支中段周围有血液渗出

在微导管支持下，先后换用 SION 导丝、Gaia Second 导丝尝试经右冠状动脉锐缘支逆向通过前降支闭塞病变，最后 Gaia Second 导丝通过前降支闭塞病变并到达前降支闭塞病变近端。然后再次通过回旋支导丝送入 TREK 2.5mm×15mm 球囊至回旋支病变处以 16atm扩张进行锚定，在微导管支撑下用 BMW300 导丝交换 Gaia Second 导丝经右冠状动脉逆行到达前降支近段并将其送入正向微导管内（图 16-18），正向微导管经 BMW300 导丝顺利通过前降支闭塞处并到达前降支远端，释放回旋支内球囊压力并撤出球囊，然后然前降支微导管送入 Routhrough 导丝到达前降支远端。同时应用 Routhrough 导丝交换 BMW300 导丝。期间发生锐缘支侧支远端痉挛（图 16-18），应用硝酸甘油后好转。

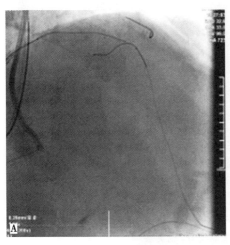
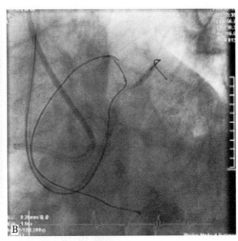
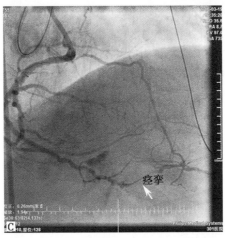

图 16-18　逆向导丝到达前降支闭塞处，球囊锚定下送入导丝，最终将正向导丝送入前降支远端，锐缘支侧支处发生痉挛

沿前降支导丝送入 MINI TREK 1.2mm×15mm 球囊，以 6～10atm 预扩张，再沿前降支导丝送入 MINI TREK 2.0mm×15mm 球囊至前降支闭塞病变处，以 16atm 预扩张，造影显示：闭塞血管开通，可见前向血流，TIMI 1 级。然沿前降支 Routhrough 导丝送入2.5mm×28mm 支架到前降支闭塞病变远段，先以 6atm 扩张释放，再以 16atm 扩张。然后沿前降支导丝分别送入 NC TREK 3.0mm×12mm 球囊及 NC TREK 3.5mm×15mm 球囊至

前降支支架内,以 20～28atm 后扩张。然后再沿前降支导丝送入 XIENCE X 3.5mm×33mm 支架至前降支闭塞病变近段并完全覆盖病变,以 16atm 扩张释放。再沿前降支导丝送入 NC TREK 4.0mm×12mm 球囊至前降支近段支架内以 20～24atm 后扩张。然后沿回旋支导丝送入 TREK 2.5mm×15mm 球囊至回旋支开口处,沿前降支导丝送入 NC TREK 3.5mm×15mm 球囊至前降支开口处,并将两个球囊拉至分叉处同一水平,先以 10atm 扩张回旋支内的球囊,再以 10atm 扩张前降支内的支架球囊,再同时释放两个球囊内压力,造影示支架贴壁好,无夹层,TIMI 3 级(图 16-19)。

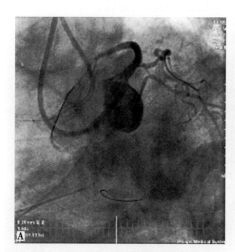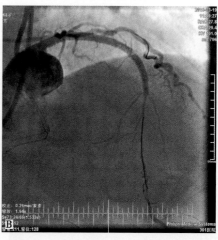

图 16-19　造影示支架贴壁好,无夹层

　　支架植入后观察病情时,心电监护出现心动过缓、血压持续性降低,大汗,并出现意识障碍,透视下可见心包积液(图 16-20),考虑急性心脏压塞,立即予以心包穿刺,植入猪尾导管,抽出血性液体 400ml,患者心率、血压逐渐恢复正常,意识逐渐转清醒。造影显示:后降支中段血管造影剂渗出(图 16-21)。将右冠状动脉 Routhrough 导丝送入后降支,沿右冠状动脉导丝送入 MINI TREK 2.0mm×15mm 球囊至后降支血管渗出处,以 6atm 压力压迫,10

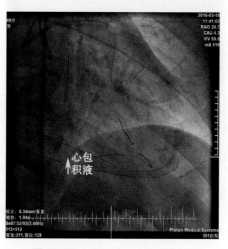

图 16-20　透视下可见心包积液

分钟后解除压力，仍有少量渗出，再次以 8atm 压力压迫 10 分钟后，予以心包抽液，可吸出微量血液。患者无不适主诉，血压、心率、心律、血氧、呼吸均正常，观察病情无变化后，留置心包猪尾导管引流渗出液体（图 16-21）。留置股动脉鞘管，返回病房。

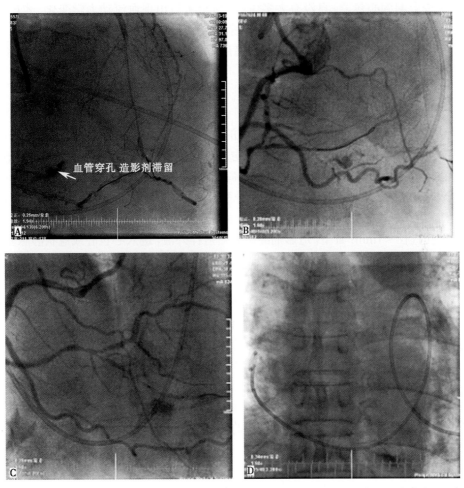

图 16-21 后降支中段血管造影剂渗出，反复应用球囊封堵后，造影剂渗出逐渐减少，仍存留心肌染色

术后密切观察患者心律、心率、血压、呼吸、血氧等生命体征，均稳定，术后 6 小时内抽出心包积血 50ml，之后未引流出心包液，术后 24 小时拔出心包置管，复查超声未见心包积液，观察 2 天后出院。

【观点争鸣】

1. LADCTO 病变是否需要开通 一方观点认为 LAD 远端经右冠状动脉的锐缘支供应，侧支血管直径粗大，有 1mm 左右，考虑不会造成 LAD 缺血，因此不需要积极开通；另一方面观点认为，"再好的侧支循环也相当于血管 90% 以上的狭窄"，因此如果有可能的话还是尽量开通闭塞血管，另一方面，患者提供侧支的血管曾有严重狭窄，已经植入支架，还有可能发生狭窄的风险，一旦右冠状动脉狭窄，则其缺血面积非常大，开通 LAD 会更安全。

2. 血管穿孔原因　可能在逆向导丝尝试通过后降支时引起的损伤,或者逆向微导管通过注射造影剂引起的损伤。

3. 穿孔后处理　在介入过程中一直存在造影剂滞留,小血管后降支即使渗漏也会在后室间隔,很少会漏到心包,一直没有太多关注,直至术后出现血流动力学变化,才被动地去处理。在进行心包穿刺同时应用小球囊堵住穿孔部位。影像上一直没有清楚显示穿孔的血管,不能针对性封堵,但是积极一些可以封堵后降支中远段,可以应用自体脂肪颗粒、弹簧圈及明胶海绵等。

【问题及讨论】

血管穿孔是 PCI 术中少见但为非常严重的并发症,如果处理不及时可在短时间内发生心脏压塞,可危及生命。本节 3 个病例虽然均是血管穿孔,但是其发生原因不同,处理方法也不尽相同。据统计其发生率在 0.1%～3.0%,穿孔后心脏压塞发生率为 17%～42%,病死率为 9%～11.1%[1]。根据国际通用的 Ellis 分型[2] 将冠状动脉穿孔分为三型,Ⅰ型,造影剂突出血管腔之外形成龛影,但无外渗;Ⅱ型,心外膜或者心肌造影剂染色,但无造影剂喷射样外泄;破孔直径 <1mm;Ⅲ型,造影剂经破孔喷射样外泄,进入心包腔或冠状静脉窦,破孔直径 >1mm。Ⅰ型和Ⅱ型穿孔经过介入处理大多可以自愈,一旦发生冠状动脉Ⅲ型穿孔需要及时堵塞穿孔血管。

指引导丝所致穿孔是冠状动脉穿孔最常见原因,且常发生于冠状动脉远端小血管。近年随着慢性闭塞病变逆向 PCI 技术的开展,术中侧支小血管破裂的处理也引起广泛关注。发生冠状动脉小血管穿孔后,通常首选球囊持续低压力扩张封堵破口并给予鱼精蛋白逆转肝素抗凝作用,促进破裂小血管修复。病例 3 就是单纯应用球囊封堵止血的。另外在进行心包引流时,负压引流,负压时心包脏层和壁层相互贴合,也起到加速止血的作用。如果球囊低压力扩张封堵无效,可采用弹簧圈、凝胶海绵、凝血酶或其他栓塞物质(如自体凝血块、胶原蛋白和皮下脂肪组织等)栓堵发生穿孔的小血管。单纯应用吸收性明胶海绵颗粒不能封堵时,可以将明胶海绵细条剪成 1～2mm 块状与明胶海绵颗粒及造影剂混匀,增加颗粒的体积,并且注射混悬液时穿孔血管的近端用球囊低压压迫,保证血流不冲击混悬液进入心包腔。国内许骥等[3] 报道用 Glubrun 胶进行穿孔栓塞,仅用 0.5ml 就一次栓塞成功,也是很好的栓塞材料。但上述方法存在许多缺点:弹簧圈费用高,凝血块制备耗时、困难,凝胶海绵可导致冠状动脉肉芽肿反应,凝血酶注射范围很难精确控制等。近期还有一些新的封堵的方法,如李悦曾报道的采用经微导管导丝推送缝线栓堵方法治疗冠状动脉小血管穿孔并发症,取得较好疗效。提出使用 Finecross 微导管时,应选择 USP 编号 3-0 缝线,体外实验证实,该型号缝线直径最适合 Finecross 微导管。

如果血管比较大,采取栓塞的方法,造成大面积心肌梗死往往不是首选的方法。带膜支架治疗冠状动脉穿孔操作便捷、成功率高。局限性有带膜支架柔顺性较差,在钙化或扭曲病变往往难以到达靶部位,如在病例 16-2 中;释放带膜支架将导致穿孔部位边支闭塞;使用带膜支架后有可能增加迟发血栓风险;植入带膜支架后的再狭窄率与金属裸支架相似,多位于支架边缘。冠状动脉穿孔后一旦出现低血压,补充胶体或晶体液血压仍不能维持时应立即行心包穿刺术。可使用专用猪尾导管或深静脉留置导管。如果出血量大,速度快,可将部分从心包抽出的血液直接经股静脉补入体内。冠状动脉穿孔已封闭者,往往一次抽液即可,应保留置管 24 小时,确认无活动性出血后拔出。出血速度很慢者,常不需要封堵,留置持续引流,观察引流量。引流量逐渐减少者,不需要处理血管。如果引流量不减少或增加,应积极查找病因,针对治疗。

【专家点评】

冠状动脉穿孔首先要注意预防,识别高危患者:①冠状动脉病变特征因素:钙化病变;迂曲病变;成角病变;偏心病变;弥漫性小血管病变;肌桥部位狭窄病变。②患者因素:老年,女性,糖尿病患者。对于高危患者一定要掌握好适应证,术中要小心操作。穿孔的技术因素包括:技术操作不规范;球囊、支架选择过大;导丝选择不合理;导丝在真腔假腔判断不准而盲目扩张等。在操作时一定要随时关注导丝头端的位置,送入球囊或支架时助手要确切地固定导丝尾部,以免导丝刺破血管。

其次,发现穿孔一定要第一时间进行处理,根据穿孔的位置、部位、穿孔严重程度及穿孔血管的大小不同,采取的方法不同。术者一定要熟悉各种处理方法。发现穿孔后可以迅速应用台上的球囊在适当位置充盈,迅速防止进一步血液渗漏,之后再准备采取其他后续的措施。如果血流动力学不稳定,怀疑心脏压塞时,要迅速进行心包穿刺引流。在进行 PCI 操作前练好基本功非常重要。

参 考 文 献

[1] Gruberg L,Pinnow E,Flood R,et al. The incidence,management and outcome after coronary artery perforation during percutaneous coronary intervention:a single center experience. J Am Coll Cardiol,2000,35(supplA):32.

[2] Ellis SG,Ajluni S,Arnold AZ,et al. Increased coronary perforation in the new era. Incidence,classification,management,and outcome. Circulation,1994,90(6):2725-2730.

[3] 许骥,郝恒剑,徐东. 微导管栓塞法治疗导丝导致冠状动脉穿孔. 中国医刊,2009,44(9):35-36.

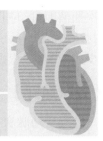

病例 17
左主干急诊 PCI 术中死亡

【病史介绍】

患者男性,40岁,剧烈胸痛 2.5 小时入院,查体:98/79mmHg,大汗,皮肤湿冷,烦躁不安,口唇发绀,双下肺湿啰音,心率 136 次 / 分,心律不齐。心电图:室性心动过速(图 17-1)。急查 TNI 正常。

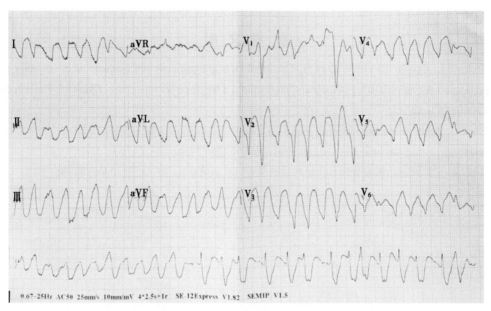

图 17-1　入院心电图室性心动过速

【诊疗过程及思路】

患者胸痛、宽 QRS 心动过速、心源性休克,如何诊断?室速?房颤伴差传?由于 QRS 很宽、胸导联 QRS 同向、血流动力学不稳定等,均支持室速的诊断。病因?首先考虑急性心肌梗死,要排除心肌炎、夹层等。由于是室速,对于急性心肌梗死的判断带来一定的干扰。但是,无论什么原因的室速或者宽 QRS 心动过速伴有血流动力学不稳定者,首选电复律!先后三次 100~150Ws 同步电复律无效,胺碘酮也无效。虽是室速,但还是可以看见胸导联 ST 段的抬高，同时急诊床边心脏超声提示左室前壁运动消失，更加证实了广泛前壁心肌梗死。由于患者躁动、休克、氧合下降，给予了气管插管及镇静处理，并立即送往导管室行急诊 PCI 术。经右股动脉途径，给肝素 8000U，先用 JR 4.0 行右冠状动脉造影未见严重狭窄，换 EBU 3.5 指引导管直接左冠造影示左主干闭塞（图 17-2）。立即送入 SION 导丝顺利至前降支远端，抽吸导管抽吸出血栓后造影见血流恢复，但是血流偏慢，血压一直用去甲维持血压在 70～80mmHg，且入院后一直为室速，心室率在 130～140 次 / 分，考虑左主干有严重狭窄，且模糊，考虑有夹层和血栓（图 17-3），打算立即植入一枚支架下台，于是快速植入 3.5mm×18mm BUMA 支架，以 12atm 释放，复查见无复流（图 17-4），患者随即出现室颤，经反复除颤、胸外按压及肾上腺素等抢救无效死亡。

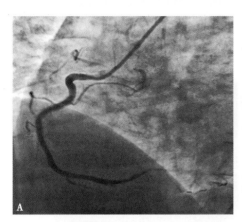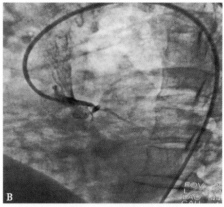

图 17-2 冠状动脉造影。A 图显示右冠状动脉远端临界病变，未见严重狭窄；B 图显示左主干分叉处完全闭塞

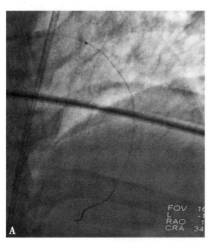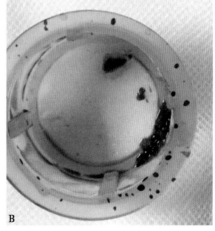

图 17-3 A. 行血栓抽吸；B. 抽出的血栓

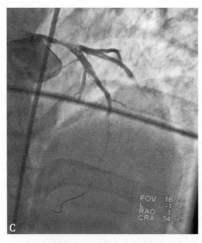
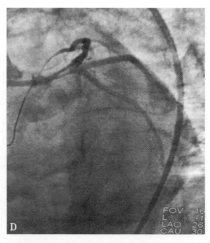

图 17-3（续） C 和 D 显示左主干体部狭窄、模糊，可见血栓影

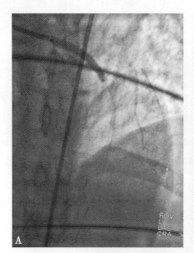
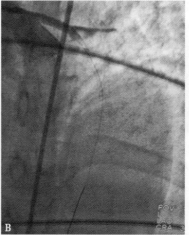

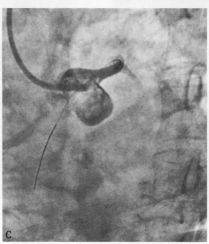

图 17-4 A 图释放支架，B 和 C 显示左主干狭窄消失，远端无血流

【诊断】

急性广泛前壁心肌梗死，左主干闭塞，恶性心律失常，室性心动过速、室颤。

【问题及讨论】

急性左主干闭塞，由于心肌梗死面积 75% 左右，因此，常常合并心源性休克、室颤猝死等，病情凶险，死亡率极高。早期识别、强调 IABP、ECMO 稳定血流动力学、尽早开通血管恢复血流。本患者剧烈胸痛、室速，宽 QRS 一定程度干扰了第一时间对心肌梗死的判断，患者胸痛向后背放射，查左右上肢血压有 15mmHg 之差，需要排除夹层等，因此，在积极处理室速的同时，行急诊心超提示前壁运动消失，从而确定心肌梗死的诊断。回头再看心电图，其实可以看见室速时亦有明显的广泛胸导联 ST 段的显著抬高，应该尽早施行 PCI 术！综合临床情况我们考虑患者是极其高危的急性心肌梗死，左主干闭塞可能，当时血压尚能维持在 80~90mmHg，想尽早开通冠状动脉，而未先予 IABP 支持，是最大的不足之处。左主干急诊 PCI 尽量选股动脉途径，最好直接指引导管造影，接着 PCI 术，以节省时间。可以先抽吸血栓，减少无复流的发生。冠状动脉恢复血流后，尤其是在血流较慢、心搏较差时，不要急于造影、或植入支架，应该积极通过 IABP、药物等方法稳定血流动力学状况、抗栓等，待稳定后再植入支架，以减少无复流、血流动力学恶化等情况发生，这是第二条应总结的经验。

在我们群里面，大家提出了很多非常好的意见和观点，比如：考虑左主干病变，可以先不做右冠状动脉造影，先开通左主干。一般情况下，还是应该常规做左右冠状动脉造影，评价病情；非常紧急情况下，造影见左主干闭塞，血流恢复后，但是血流不好，支架后可能会恶化；赶紧植入支架后，上 IABP；也有建议先上 IABP；是造影前还是造影后上 IABP？先球囊扩张还是先抽吸血栓？或者先用球囊过一过，有血流恢复后，看看血栓多不多，再决定是否抽吸；先球囊扩张也许会导致血栓掉到远端；原则是先恢复血流，再保证血流；尽量保证微循环的畅通，否则，支架植入也无益；血管开通后出现慢血流，不管是哪个血管，反复处理不改善，IABP 是最佳选择！尽早植入 IABP，甚至在急诊床旁植入 IABP 后，再静脉溶栓或介入治疗也取得较好疗效；也有人认为 IABP 后溶栓出血风险加大；恢复血流后保命下台，择期再植入支架！恢复血流太快再灌注损伤也严重。

【专家点评】

应该尽早 IABP 植入，稳定血流动力学，保证手术安全，减少无复流发生；IABP 应该先于 PCI，不能等到升压药无效再用；先植入 IABP，冠状动脉血流会改善一些，再择机植入支架；急诊左主干 PCI 开通宜慢，先过导丝，恢复一点血流，给一个充分的预适应时间，之后再球囊轻扩，逐渐恢复血流，反而有益；缓慢开通，多抽出，少植入；一旦决定，植入支架要迅速；可以先做右冠状动脉造影，再直接左冠 PCI；紧急情况下，先开通左主干再右冠状动脉造影也是可行的；关键是要有 IABP 保障！

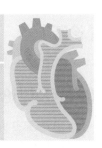

病例 18
省事不省心，一例急性心肌梗死 PCI 的启示

【病史介绍】

患者女性，62 岁，因"突发持续性压榨样胸闷痛 5 小时"于 2015 年 2 月 2 日到门诊就诊，做心电图报告：下壁心肌缺血而收入院。平素体健，无胸闷，胸痛病史但平时较焦虑，长期服用抗焦虑药物。既往史：否认"高血压病、冠心病、糖尿病病史"，有"青霉素、头孢菌素"类药物过敏史。查体：T 36.5℃，P 65 次 / 分，R 20 次 / 分，BP 118/78mmHg，神清，双肺呼吸音清，未闻及干湿性啰音，心界不大，心率 65 次 / 分，律齐，心脏各瓣膜听诊区未闻及杂音，腹软，肝脾未触及肿大，双下肢无水肿。辅助检查：门诊心电图示：窦性心律，Ⅰ、aVL 导联 ST 段抬高大于 0.1mV，Ⅱ、Ⅲ、aVF 导联 ST 段压低（图 18-1）。入院初步诊断：冠心病，急性高侧壁心肌梗死，心功能 Ⅰ 级（Killip 分级），立即给予氯吡格雷 300mg，拜阿司匹林 300mg，阿托伐他汀 80mg 口服，同时检查血液相关项目，10:09 血常规：WBC 10.09×10⁹/L，HGB

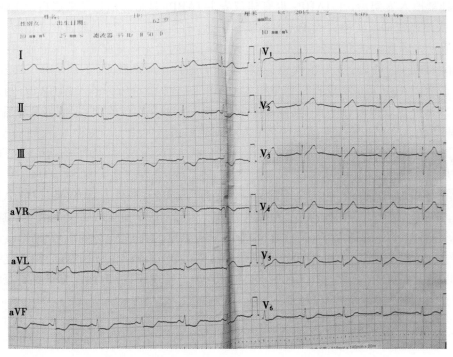

图 18-1　窦性心律，Ⅰ、aVL 导联 ST 段抬高大于 0.1mv，Ⅱ、Ⅲ、aVF 导联 ST 段压低

131g/L，RBC 4.75×10⁹/L，Hct 40.2%，PLT 148×10⁹/L；CK-MB 54.1U/L，TnT 354.1ng/L，肌红蛋白 1063ng/L；血糖：8.52mmol/L；总胆固醇 6.52mmol/L，低密度脂蛋白 4.5mmol/L，甘油三酯 2.01mmol/L，高密度脂蛋白 1.48mmol/L。

【诊治过程及思路】

当时给予急诊 PCI。介入过程：先穿右桡动脉不成功，即改穿右股动脉，用原来 6F TERUMO 桡动脉鞘管（18cm）和 0.035 泥鳅导丝，以 6F JL4.0、JR 4.0 管行左右冠状动脉造影：LM 无狭窄，LAD 近段 100% 闭塞，TIMI 血流 0 级；LCX 非优势，中段约 50%～60% 狭窄 TIMI 血流 3 级；RCA 优势，无狭窄，TIMI 血流 3 级。即选用 6F XB3.5 指引导管送至左冠口，用 Runthrough 导丝通过闭塞病变后送到 LAD 远端，送入 Export 抽吸导管行血栓抽吸后复查造影示 LAD 恢复血流，TIMI3 级，LAD 近中段可见一病变，狭窄约 90%，送入 Firestar 2.5mm×15mm 球囊于狭窄处以 10atm×5 秒行预扩张后，在 LAD 近中段狭窄处植入 3.0mm×23mm Firebird 药物支架一枚，12atm×5 秒释放，16atm×5 秒后扩张，造影示支架成形欠佳，换用 Durastar 3.5mm×15mm 高压球囊以 16～22atm×5 秒后扩张，造影示：支架贴壁良好，血管成形佳，TIMI 3 级血流。术毕再做右股动脉造影后拔右股动脉鞘管，雅培 ProGlide 缝合器缝合穿刺口并加压包扎。术中共用肝素 7000U。术后安全送返病房。

病情变化：患者手术 12:30 结束。送回病房卧床休息，无心悸，无胸闷，无气促，无腰痛等特殊不适，心电图复查 ST 段回落（图 18-2）。但是当天下午 14 时解大便时出现胸闷、胸痛、头晕不适，无气促，呼吸困难。当时查看患者，患者颜面、结膜、皮肤苍白，口唇稍发绀，心律齐，心音低钝，各瓣膜听诊区未闻及病理性杂音，右股动脉穿刺口无渗血、血肿。心电监护提示窦性心律，HR 65～70 次/分，BP 72/52mmHg，考虑患者出现休克，予静脉快速补液后患者诉头晕症状稍缓解，但测血压仍持续偏低，血压最低 62/48mmHg，双侧桡动脉搏动弱，

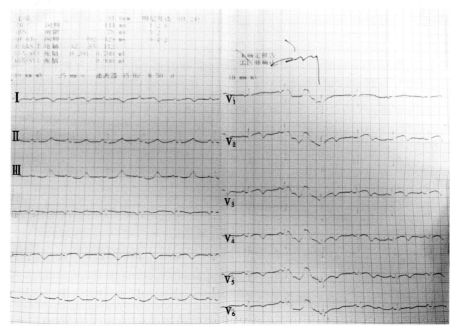

图 18-2　ST 段较前明显回落

肢端冰冷，予静脉泵入多巴胺维持血压，泵入多巴胺后，患者血压能回升至161/80mmHg，HR 90～100次/分，患者诉头晕症状减轻，仍无胸闷、胸痛，无呼吸困难。予调整多巴胺速度。患者休克原因考虑：①过敏性休克？②心源性休克？③急性心脏压塞？④失血性休克？

辅助检查：血常规（2月2日15:00）：WBC 14.8×10^9/L，HGB 95g/L，RBC 3.49×10^9/L，Hct 29.5%，PLT 147×10^9/L。心酶 CK-MB＞300U/L，TnT＞10 000ng/L。床边心脏彩超、腹部彩超：示未见腹腔积液、心包腔少量积液，左室后壁液性暗区13mm。14:40行心电图检查：见 V_3、V_4 导联T波双向，V_5、V_6 导联T波倒置，与术后复查心电图无明显改变（图18-3）。

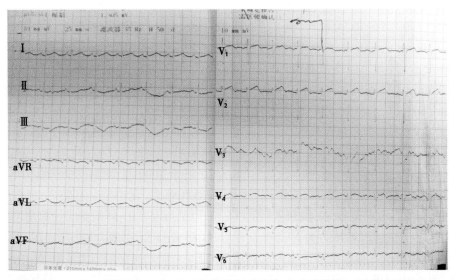

图18-3　V_3、V_4导联T波双向，V_5、V_6导联T波倒置，与术后复查心电图无明显改变

抢救过程：患者当天下午15:30在加大多巴胺（多巴胺150mg＋0.9%氯化钠注射液）10ml/小时情况下，血压降低至58/50mmHg，神志烦躁，呼吸促。逐转入ICU进一步抢救。急查血气分析：pH 7.2，PCO_2 28mmHg，PO_2 156mmHg，BE −15.7mmol/L，Lac 9.5mmol/L，HCO_3 10.9mmol/L，O_2sat 99%，THBC 83g/L。血红蛋白较前明显下降，考虑有失血性休克。予清理呼吸道、呼吸气囊辅助呼吸，镇静后行气管插管接呼吸机辅助呼吸。予行深静脉穿刺置管，监测中心静脉压，快速补液，静脉泵入去甲肾上腺素及多巴胺维持血压，维持循环灌注；行左股动脉穿刺置管，动态监测有创血压。

仔细阅读PCI的影像：发现在缝合股动脉前所做的股动脉造影有疑似穿孔征象（图18-4）。急做胸腹CT：提示双肾下极水平以下腹膜后血管前方、右侧腰大肌前外侧、髂腰肌前方、右侧盆壁、膀胱周围间隙和右侧腹股沟区积血（图18-5）。考虑为右股动脉穿刺破裂出血致失血性休克。

调整治疗方案：

（1）暂停用双抗血小板药物；股动脉穿刺口局部加压止血；输血，扩容，血管活性药物维持血压；请血管外科会诊，由于在骨盆内的髂外血管不易探查修补，其建议暂时观察；内科保守，密切观察生命体征及病情变化。必要时介入治疗：从左股动脉入路，"翻山"送入球囊压迫或者是带膜支架植入。

（2）先采取保守处理：当晚18:30输注悬浮红细胞6U，冰冻血浆1000ml，积极补充晶体

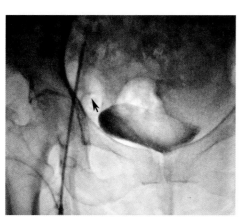

图 18-4　手术结束后股动脉造影有疑似穿孔征象

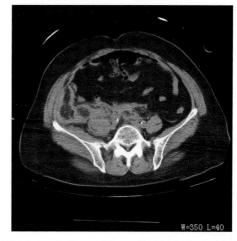

图 18-5　胸腹 CT，提示双肾下极水平以下腹膜后血管前方、右侧腰大肌前外侧、髂腰肌前方、右侧盆壁、膀胱周围间隙和右侧腹股沟区积血

液，泵入多巴胺及去甲肾上腺素维持血压，经上述积极处理后血压稳定，SBP 110～120mmHg，心率：86 次 / 分血管活性药物剂量逐渐减少，肢端回暖，尿量逐渐增多，复查血常规血红蛋白上升至 115g/L，考虑右股动脉无进行性出血，继续严密监测血压、心率、CVP、尿量等指标，定期复查血常规、凝血功能、肝肾功能等，注意观察穿刺部位、右下肢端血运等情况。由于上了气管插管接呼吸机辅助呼吸，合并了肺部感染，给予抗感染治疗。经过综合处理后病情稳定好转于 2015 年 2 月 5 日 10:00 拔除气管插管，11:30 转回心内科。（当时还有两侧股动脉穿刺口加压包扎）经过检查无特殊后解除压迫，纱布覆盖固定。ICU：2 月 2 日至 2 月 5 日停用了双抗（实际停用 2 天），2 月 5 日 11:30 转回心内科后给予氯吡格雷 75mg、qd（单抗）。ICU：压迫 >60 小时，2 月 5 日 11:30 患者转回心内科才解除。

　　2015 年 2 月 5 日转回心内科后主要治疗：考虑无活动性出血，予氯吡格雷 75mg、qd 抗血小板治疗，阿托伐他汀 20mg、qd，洛丁新 5mg、qd，螺内酯 20mg、qd，磷酸肌酸营养心肌和针对肺部感染的抗生素使用。T 36.5～37℃，P 86～96 次 / 分，BP 112～120/75～80mmHg。至 2015 年 2 月 9 日患者仍有咳嗽，气促，无咯血丝痰，查体：口唇无发绀；双肺呼吸音粗，肺底可闻及少量湿性啰音及痰鸣音；心率 96 次 / 分，律齐，未闻及病理性杂音。血象 WBC 和感染标志物仍然升高，以及 D- 二聚体明显升高（Fbg 5.0g/L，D- 二聚体 6942μg/L），指氧饱和度 98%，为了解肺炎情况和排除肺栓塞，故行肺 CT 平扫 + 增强，结果示：①右下肺动脉主干及部分肺段动脉肺梗死；②上叶肺段动脉可疑肺梗死；③心包腔少量积液；④双肺感染，较原来（2015 年 2 月 4 日）好转；⑤双侧胸腔少量积液（图 18-6）。根据

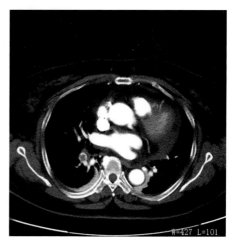

图 18-6　右下肺动脉主干及部分肺段动脉肺梗死

肺 CTA 提示肺梗死,治疗上:前三天给予低分子肝素 6000U、bid,华法林 3mg、qd,氯吡格雷 75mg、qd,其后根据 PT-INR 调整华法林用量:3mg、qod 与 4.5mg、qod 交替。监测 PT-INR 维持在 2.23～2.54。继续抗生素和洛丁新,阿托伐他汀,化痰止咳等药物治疗。

【转归与随访】

1. 2015 年 2 月 18 日患者无特殊不适,血常规正常,要求出院。带药并坚持门诊随诊治疗:氯吡格雷 75mg、qd,安博维 150mg、qd,螺内酯 20mg、qd,阿托伐他汀 20mg、qd,华法林 3mg、qod 与 4.5mg、qod 交替。

2. 2015 年 5 月 4 日(术后 3 个月)患者无特殊不适应约住院复诊:肺 CTA:右下肺动脉主干及部分肺段动脉充盈缺损基本消失,下腹部 CT 平扫未见明显异常(图 18-7)。冠状动脉 CAG:LAD 支架内未见再狭窄。出院后继续氯吡格雷 75mg、qd,安博维 150mg、qd,螺内酯 20mg、qd,阿托伐他汀 20mg、qd 华法林 3mg、qd。

3. 2015 年 8 月 14 日(术后 6 个月)再次应约住院:肺 CTA:肺动脉未见充盈缺损;下肢静脉 CTV:未见异常;下肢动脉 CTA:双侧髂总及髂外动脉可见少许混合性斑块。出院后门诊:停用华法林,继续服用氯吡格雷 75mg/qd,拜阿司匹林 100mg/qd,安博维 150mg/qd,阿托伐他汀 20mg、qd 至一年。

4. 2016 年 2 月 12 日(术后 12 个月)无不适而应约再次住院复查:血脂:总胆固醇 3.99mmol/L,低密度脂蛋白 1.52mmol/L,甘油三酯 1.06mmol/L,高密度脂蛋白 2.33mmol/L,血糖:5.72mmol/L 肺 CTA:肺动脉未见充盈缺损,冠状动脉:LAD 支架内未见再狭窄(图 18-7)。

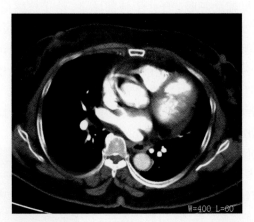

图 18-7 肺 CTA,右下肺动脉主干及部分肺段动脉
充盈缺损基本消失,下腹部 CT 平扫未见明显异常

【问题及讨论】

1. 腹膜后血肿的患者:有时候症状体征不典型,本例患者即属此类即使血压降低心率也没有明显增快,临床上对于经股动脉入路的介入手术患者,常规监护注意相关并发症很重要。本例腹膜后出血原因:考虑股动脉穿刺损伤所致,由于急诊当时先穿桡动脉不成功,改穿股动脉时就用已经开放准备的桡动脉鞘管和泥鳅导丝,遇到了少许阻力再重新送入升主动脉。可能是由于泰尔茂的桡动脉鞘管过长(18cm)同时或者是泥鳅导丝过滑手、感不清

晰而误伤了髂外动脉。所以，总结其教训是对于穿股动脉最好不要图省事用桡动脉鞘和泥鳅导丝。

2．AMI 急诊 PCI 术后 2 小时出现休克，需排除常见的休克原因：如急性支架内血栓形成致血管再闭塞，急性左室泵衰；急性心脏压塞；各种消化科的相关疾病在使用负荷量双抗药物后出现消化道大出血；介入相关的心脏外血管损伤性穿孔破裂出血。尽可能及早明确诊断对处理有积极意义。

3．由于本例患者是做股动脉穿刺口缝合，常规做了股动脉造影，当时没有仔细观察。当出现失血性休克后才重新仔细阅读股动脉造影，当发现疑似髂外动脉出血时，由于血管穿刺的穿孔是逆行损伤，造影剂外渗不典型。需跟肠蠕动阴影相鉴别。如果没有之前股动脉造影，对于股动脉入路的介入患者疑似出血性休克需及时行股动脉造影检查。

4．压迫股动脉其止血效果不确实，因为其出血为髂外动脉。故应该是按常规缝合后的股动脉介入压迫时间即可，过长时间的股动脉压迫必然也压迫了股静脉，仅是 48 小时后就可以有下肢静脉血栓导致的肺栓塞的风险，本例患者出现了肺栓塞考虑与下肢静脉血栓脱落有关。

【观点争鸣】

1．本例患者的出血停止可能是髂外血管损伤小，出血后的腹膜后血肿自身压迫以及休克和低血压综合的结果。在观察患者出血情况时，密切观察生命体征和血液检查至关重要，如果病情不稳定，应及时选择介入检查，明确出血部位和球囊压迫止血，甚至植入带膜支架。

2．如果当时的股动脉造影时仔细发现了可疑血管穿孔，应做数字减影能明确诊断，同时给予 1.0～1.5cm 的球囊压迫多半能封堵成功，确实无效可以植入带膜支架封堵，则可避免腹膜后血肿和失血性休克发生。

3．患者股动脉穿孔后第 7 天发现肺栓塞，使用抗血小板和抗凝药物需谨慎，本例患者考虑出血当天已经止血了，根据一般情况下破口愈合为一周，故对患者的肺栓塞危险程度评分为低危，故给予氯吡格雷和华法林联合治疗，同时在用药前几天注意生命体征和血常规复查。

【专家点评】

经皮冠状动脉介入治疗的并发症主要包括冠状动脉并发症、手术入路血管并发症、器械相关并发症及全身并发症。术者在术前应识别并发症发生的高危人群，预防措施；并发症发生后要及时处理，避免更严重后果产生。入路血管并发症主要包括血肿、假性动脉瘤、动静脉瘘、腹膜后血肿、动脉夹层及动脉闭塞。高危因素包括年龄＞70 岁、低体重、女性、使用血小板 GPⅡb/Ⅲa 抑制剂、外周动脉疾病史等。桡动脉入路的并发症发生率低于股动脉入路，使用血管闭合装置并不会减少血管并发症的发生率。入路血管并发症的处理包括增加肢体制动时间、局部加压包扎、凝血酶瘤体内注射闭合假性动脉瘤以及外科手术处理。本例为典型的入路血管并发症，为股动脉穿刺损伤所致腹膜后出血。对于穿股动脉最好不要使用桡动脉鞘，因为泰尔茂的桡动脉鞘管专为桡动脉解剖而设计，其鞘身较常规股动脉鞘身长，为 18cm 左右。而应用桡动脉鞘放置股动脉存在鞘身过长而损伤股动脉，导致穿孔出血，造成腹膜后血肿的风险。介入术中应避免此类情况的发生。

第二篇

冠状动脉复杂病变介入治疗

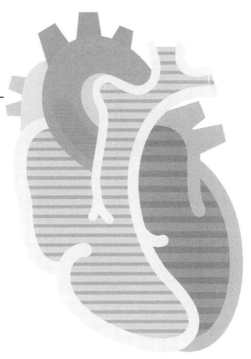

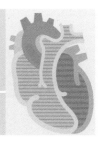

病例 19
Szabo 技术治疗 LCX 开口病变

【病史介绍】

患者女性，76 岁，因"阵发性心前区疼痛 7 年，加重半月"入院。该患者自 7 年前开始在剧烈活动时出现心前区闷痛，疼痛放射至后背，休息 3～5 分钟可缓解，未予重视及系统治疗。入院前半月上述症状加重，发作频繁，轻微活动即可诱发上述胸痛发作，有时静息状态下亦可发作，为进一步治疗入我院。既往高血压病史 10 余年，血压最高达 220/100mmhg。否认糖尿病病史；无吸烟饮酒等不良嗜好。入院查体：血压：170/90mmhg，双肺呼吸音清，未闻及干湿性啰音，心率 72 次 / 分，节律规整，心脏各瓣膜区未闻及病理性杂音，肝脾未触及，双下肢无水肿。辅助检查：心电图：Ⅱ、Ⅲ、aVF 导联 ST 段压低；CHO 6.5mmol/L，TG 5.45mmol/L，LDL 3.73mmol/L。

【诊断】

冠心病，不稳定型心绞痛；高血压病，三级极高危组；混合型高脂血症。

【诊疗过程及思路】

入院后给予积极抗血小板、稳定斑块、调脂、降压，改善心脏供血等药物治疗。考虑到患者有典型心绞痛表现，同时存在高血压、高脂血症等冠心病危险因素，因此推断患者冠状动脉存在严重病变，故于入院第三天行冠状动脉介入治疗。术中首先穿刺右桡动脉，结果因为主动脉迂曲严重，5F TIG 多功能造影导管和 5F JL3.5 造影导管均无法到达冠状动脉口；随后穿刺左侧桡动脉，应用 5F JL3.5 和 JR 4.0 造影导管进行冠状动脉造影。结果：回旋支开口 90% 左右狭窄，近段 60% 狭窄，中段 40%～50% 狭窄，远段 80% 狭窄，血流 TIMI 3 级；前降支中段 70% 左右狭窄，血流 TIMI 3 级（图 19-1）；因右冠状动脉发育极小，5F 造影导管无法进入右冠状动脉口，在右冠状动脉窦内造影显示右冠状动脉发育小，内膜不光滑，血流 TIMI 3 级。

考虑到患者右冠状动脉细小，回旋支粗大且开口及远段都有严重狭窄，故决定对回旋支远段和开口行介入治疗。选择 6F Medtronic JL3.5 导引导管，Runthrough NS 导丝，送至回旋支远端，选择 SeQuent 2.5mm×15mm 球囊在回旋支远段狭窄处用 8ATM 预扩张一次；选择 Firebird 2.75mm×18mm 支架用 10ATM 在远段病变处释放（图 19-2）；回旋支开口病变采用 Szabo 技术，再次选择一 Runthrough NS 导丝作为前降支锚定导丝，在体外穿过 Firebird

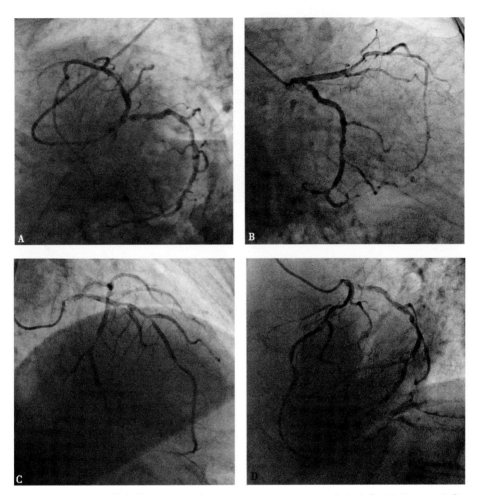

图 19-1　左冠状动脉造影。A 图蜘蛛位显示回旋支开口 90% 左右狭窄,近段 60% 狭窄; B 图显示回旋支远段 80% 狭窄;C 图和 D 图主要显示前降支中段 70% 左右狭窄,回旋支远端狭窄显示更清楚

3.0×13mm 支架近端最末网眼,将支架和锚定导丝沿回旋支内导丝同时送入,支架定位,用 6ATM 释放,支架球囊减压至 4ATM 后撤出锚定导丝,再用支架球囊 10ATM 充分扩张支架(图 19-3),造影显示支架膨胀良好,回旋支开口病变无明显残余狭窄,远端血流 TIMI 3 级(图 19-4)。患者术后给予常规双联抗血小板药物、他汀稳定斑块等治疗,术后 1 个月、3 个月、半年、1 年分别门诊复查,一般活动下无心绞痛发作,无心肌梗死等其他心血管事件发生,病情稳定。

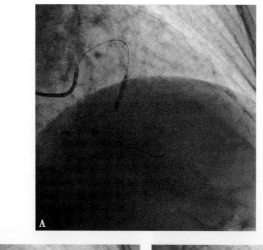

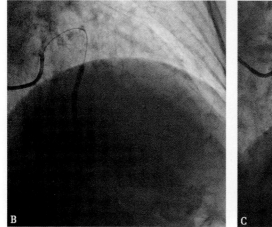 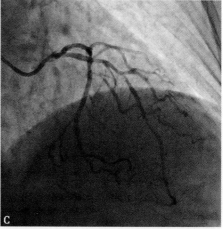

图 19-2 A 图显示 LCX 远段预扩张；B 图 LCX 远段支架植入；C 图回旋支远端支架后造影显示狭窄消失，支架膨胀良好

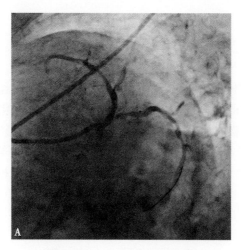

图 19-3 A. 回旋支开口狭窄

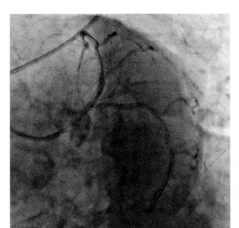
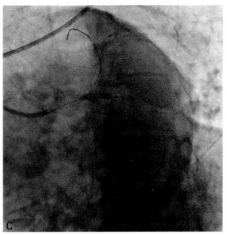

图 19-3（续） B. 开口狭窄预扩张；C. 支架释放

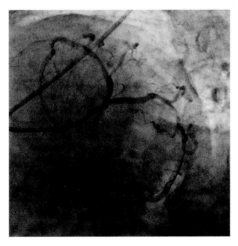

图 19-4 开口支架后最终结果，支架完全覆盖开口病变，前降支开口未受累

【问题及讨论】

患者存在典型不稳定型心绞痛表现，造影显示，右冠状动脉发育极小，回旋支开口及远段都存在严重狭窄，前降支中段也存在明显狭窄，考虑到回旋支病变更重，对患者的影响更大，故选择对回旋支行介入治疗。回旋支远段支架常规释放；而回旋支开口病变严重，需要精确定位，否则可能出现病变覆盖不全，再次补充支架，也可能出现支架进入左主干过多，甚至累及前降支，因此我们采用 Szabo 技术对回旋支开口进行支架植入。应用 Szabo 技术在植入支架前，锚定导丝体外穿引支架非常重要，因为处置不当很容易造成支架脱载或球囊破裂。该例患者我们是采用导丝硬头挑起支架尾端钢梁，再穿引锚定导丝，最后手工将翘起支架钢梁归位，以防翘起钢梁导致支架就位困难，最终术后效果良好。

结合文献、专家及个人的经验，应用 Szabo 技术时应注意：①尽量选择支撑力强的指引导管，以利于支架就位；②锚定导丝不要选用亲水涂层或缠绕结构导丝，以免撤出困难；

③为防止支架脱载,只撑起近端最后一圈钢梁或仅挑起最后一圈钢梁的一个钢环,并用手直接固定支架,穿过锚定导丝后,要用手尽量将撑起的钢梁归位,以利于支架通过;④两根导丝尤其是第二根导丝前进时尽量减少旋转以避免导丝缠绕;⑤支架到位后先用低压力释放支架,撤出锚定导丝后,再用目标压力充分扩张支架。

【专家点评】

Szabo 技术在冠状动脉开口病变介入治疗中,很好地解决了开口部位支架植入时,因心脏跳动所带来的支架前后位移较大,难以精确定位的问题,同时对造影定位的依赖性也大大降低。但手术需要较高的操作技巧,也有发生支架脱载,球囊破裂,支架不能到位的风险,尤其是存在严重迂曲及钙化病变时;同时在体外穿引锚定导丝时,人为造成支架不对称的损伤,是否会影响支架表面的药物涂层的作用,导致局部内膜增生,也需要进一步进行观察研究。

总之,Szabo 技术在冠状动脉开口病变,精确定位方面还是有较大优势的,可根据临床具体实际情况,在保证安全前提下,考虑适时使用。

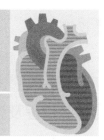

病例 20
左主干开口病变PCI

【病史介绍】

患者男性，52岁，主因"发作性心前区不适3个月，再发伴胸闷、晕厥5小时"入院。患者于3个月前无明显诱因出现心前区不适，无心慌、胸闷等症状，持续约3分钟后自行缓解，此后上述症状间断发作，多无明显诱因，偶有心前区疼痛，持续约3~5分钟可自行缓解，未在意及诊疗，患者于2015年12月4日10时左右无明显诱因突然出现心前区不适，伴胸闷、出汗，胸骨后憋闷、濒死感，随后出现意识丧失（持续时间不详），无四肢抽搐，无口吐白沫，醒后感胸闷、乏力、心前区不适，为进一步明确诊断及治疗来我院。以"晕厥待查"收入院。患者既往"高脂血症"病史1月余。入院查体：T 36.6℃，P 74次/分，R 20次/分，BP 118/69mmHg。心尖搏动无弥散，心界不大，听诊心率74次/分，律齐，心音低钝，各瓣膜听诊区未闻及病理性杂音，余无特殊。入院ECG示：窦性心律，心率74次/分，aVR导联ST段抬高约0.15mV，广泛导联ST段显著压低，提示心肌供血不足（不除外左主干病变）（图20-1）；急查肌钙蛋白T：50~100ng/L；急查血常规及电解质未见明显异常，次日复查肌钙蛋白T 946ng/L；血生化示：谷草转氨酶86.6U/L，总胆固醇6.07mmol/L，甘油三酯2.55mmol/L。

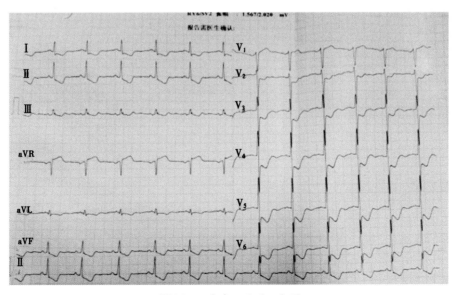

图20-1 患者入院时心电图

【诊断】

①冠状动脉粥样硬化性心脏病急性心肌梗死（非 ST 段抬高型）心功能 1 级（Killip 分级）；②心源性晕厥；③高脂血症。

【治疗过程及思路】

入院之后积极给予三联抗血小板聚集、抗凝、调脂、扩冠、改善心肌代谢等治疗，患者未再有症状发作。2015 年 12 月 10 日心脏彩超示：主动脉弹性差，左心室收缩功能正常（55%），舒张功能减退；X 线胸片未见明显异常，查出凝血时间、传染病筛查、甲状腺功能等未见明显异常，于 2015 年 12 月 11 日行冠状动脉造影术示：左主干狭窄 99%，前降支近段狭窄 60%，第一对角支狭窄 70%，回旋支中段狭窄 70%，右冠状动脉近段狭窄 30%，中段狭窄伴心肌桥，右冠状动脉远段狭窄 30%。患者明确诊断为三支病变合并左主干重度病变，为冠状动脉旁路移植术 I 类适应证，建议其行外科手术治疗，但患者及家属拒绝外科手术，反复给患者讲明病情及治疗方案，患者及家属要求行介入治疗，遂决定处理左主干病变，考虑单支架技术，于左主干植入 4.0mm×14mm 药物支架 1 枚，术后心电图明显好转（图 20-2），继续给予抗血小板聚集、调脂、抗凝等治疗，双抗方案改为替格瑞洛（90mg，bid）加阿司匹林肠溶片（100mg，qd），术后第 5 天，患者顺利出院。

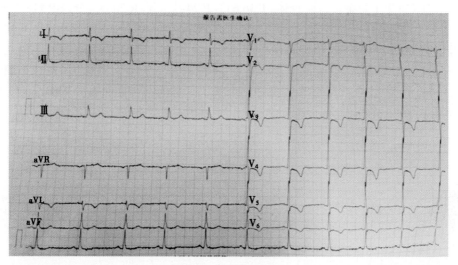

图 20-2　术后心电图

【问题及讨论】

冠状动脉左主干病变是冠状动脉病变中的一种特殊类型，在冠状动脉介入检查中，左主干病变约占 4%~6%，由于左主干支配着人体整个左心系统的血供，一旦其血流阻断时间较长，就容易发生心室颤动、心搏骤停等严重并发症。因此，对左主干病变进行介入治疗具有很高的危险性，尤其是对无保护左主干病变（UPLM）进行介入治疗。冠状动脉造影仍是诊断左主干病变的主要手段，造影时应注意：①充分考虑左主干解剖异常的可能性，当常规方法不能进入时,应选做主动脉根部造影以寻求正确的左主干开口;②导管不应进入过深,以免遗漏左主干起始部病变;③当术前的检查怀疑左主干病变时,造影中尤其要注意可先在冠状动脉开口附近造影,尽量避免导管弹入左主干开口,一旦确诊左主干病变,导管立即撤出左主干开口。左主干病变较一般冠状动脉病变要重,特别是伴有重度狭窄的左主干病变者危险性更大,冠状动脉旁路移植术仍是治疗左冠主干病变的主要方法,但随着药物支架在冠心病治疗中的应用和操作技巧、器械的进步,近年来多位学者进行了冠状动脉支架术治疗无保护左主干的临床研究,结果表明,对有选择性无保护左主干病变的患者可进行冠状动脉内支架术,美国心脏病学会基金会(ACCF)/美国心脏学会(AHA)/美国心血管影像与介入学会(SCAI)颁布的 PCI 指南及我国的 PCI 指南,均将解剖特征适合进行 PCI 治疗的 UPLM 患者,列为 PCI 治疗的 Ⅱa 类适应证。较理想的 UPLM 患者介入治疗的指征有:①左心功能好且左主干病变解剖位置适合支架术者,如开口和干段病变;②急诊临床情况如急性左主干闭塞;③由于进展性慢性阻塞性肺疾病或肾功能严重衰竭不能耐受外科手术或外科手术高危患者;④合并左主干的多支血管弥漫性病变而解剖部位不适合移植桥吻合的患者。PCI 处理左主干病变的核心是单支架技术或双支架技术。一般来说,对于左主干口、体部狭窄可用单个支架治疗。与闭环支架相比,开环支架因其更易在口部形成放射状,最贴近其"喇叭口"形状,更适合应用于左主干口部病变。处理左主干病变选择支架大小的原则是"选大不选小",支架长度不宜太短,太短不易定位,且易脱落。左主干分叉病变应依据其具体情况选择采用单支架(crossover),或双支架技术(如 crush、culotte、T 型、V 型或 kissing 支架)进行治疗。目前使用 6F 的 Launcher 导管实施桡动脉介入治疗可采用分步 crush(step crush),甚至分步 Kissing(step Kissing)技术完成双支架植入。

1. 技术要点

(1) 导管进入窦低后,暂不撤出泥鳅导丝,使其远端在窦低漂浮,然后送入冠状动脉指引导丝,也让其远端在窦低漂浮,这时抽出泥鳅导丝,缓慢将指引导管口移向左冠开口,因为有冠状动脉导丝在窦低保护,导管不会深插进入左主干(图 20-3)。

(2) 支架定位:支架伸出左主干口上沿一个支架梁或稍多些(图 20-4)。

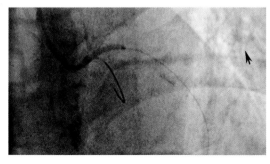 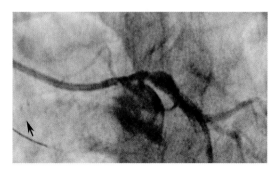

图 20-3　窦部导丝防止导管深插　　　　　图 20-4　支架定位

(3) 左主干开口修复技巧:后扩囊打起后将球囊上下反复两到三次较大幅度摆动,使支架边缘尽量与主干开口贴壁良好(图 20-5),同时,如果以后患者左冠再次出现问题时,冠状动脉管易进入左主干。

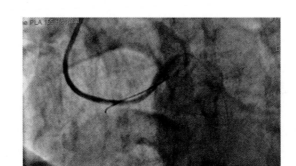

图 20-5　保证支架边缘与左主干开口贴壁良好

2. 本病例不足之处

（1）没有 IVUS 的指导，左主干的支架选择可能偏小。

（2）后期后扩球囊大幅度上下摆动，不排除造成医源性主动脉夹层，需谨慎。

（3）抖动幅度过大不排除球囊杆断裂、头臂干或颈总动脉开口处斑块脱落等风险。

3. 细节决定成败　PCI 治疗 UPLM 危险性高、操作复杂，患者病情多变，要求须由经验丰富的术者进行操作，有保驾措施，事先制定好周密的操作方案，并应准备好急救设备和药物，常规使用血管内超声（IVUS）评价支架效果。术后要将患者送至合格的重症监护病房（CCU）进行监护和治疗。出院后应告知患者遵嘱服药，密切随访，一有症状立即急诊复查。

【专家点评】

PCI 处理左主干病变的核心仍是确保患者围术期、住院期间和出院后的安全，从而确保近期和远期疗效。重点应把握好如下几个方面：

1. 术者应对桡动脉及左主干介入均有丰富经验，术前对治疗策略进行充分讨论。

2. 强调接受 PCI 治疗的患者须能接受为期至少 1 年的阿司匹林和氯吡格雷双联抗血小板治疗。

3. 严格外科会诊程序，充分评价和对比 CABG 与 PCI 风险，以提供甚或推荐给患者及家属选择。严格掌握适应证，对 PCI 高危而又不能保证其安全的患者，坚决不予 PCI 治疗。

4. 高危患者应在 IABP 保驾下进行，避免术中左主干及其两主支急性闭塞、濒临闭塞甚至狭窄加重，进而影响血流导致突然并发症发生，确保患者安全。

5. 应常规使用 IVUS，术前评估斑块的特性及血管直径，术后评价支架效果，避免支架贴壁不全。

6. 对患者进行全面评估　患者的全面评估也是制定 PCI 治疗策略的关键，包括患者的心功能分级、糖尿病等心血管疾病危险因素及其他并发症。PCI 治疗 UPLM 的效果不仅与患者的临床情况相关，与病变的分布、病变的范围等解剖特征亦有很大关系。心功能不全是影响左主干病变 PCI 治疗疗效最重要的临床因素，左室射血分数 <40% 是 PCI 治疗的高危患者，其围术期并发症及远期事件发生率均较高。

病例 21
SZABO 技术治疗 LAD 开口病变

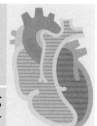

【病史介绍】

患者男性,43 岁,主因"阵发性胸痛、心悸 2 个月,加重 10 天"入院。患者 2 月前开始无明显诱因出现胸痛、心悸,持续 1 分钟后症状自行好转。2 月来无诱因上述症状间断发作,持续数分钟可自行缓解。11 月 20 日患者劳累后胸痛再发,疼痛为压榨性,伴恶心呕吐、大汗,四肢乏力,于当地县医院查心电图示:V2-V4 导联 ST 段弓背向上抬高,诊断为"冠心病急性前壁心肌梗死",给予尿激酶溶栓,患者病情改善,为进一步诊治入我院。危险因素:BMI 25.2。

【诊断】

冠心病,急性前壁心肌梗死。

【诊疗过程及思路】

择期行冠状动脉造影可见左主干未见明显狭窄,前降支开口 - 近段节段性狭窄 80%,第一对角支开口局限性狭窄 70%;回旋支、中间支未见明显狭窄;右冠状动脉未见明显狭窄(图 21-1)。

根据造影结果,决定治疗前降支开口病变。选择 6F EBU 3.5 指引导管到达左冠开口,应用 Runthrough、BMW 导丝分别到达前降支和中间支远端,应用 3.0mm×6mm 切割球囊进行预扩张,造影显示前降支开口狭窄减轻(图 21-2),决定应用 SZABO 技术,将 XIENCE V 3.5mm×18mm 支架近端梁翘起部分后将中间支的导丝穿过网眼后,沿前降支导丝送入支架,精确定位在前降支开口释放,释放压力 12atm,最终造影示支架贴壁好,无夹层,血流 TIMI 3 级(图 21-3)。

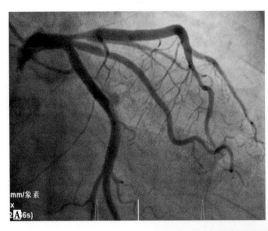
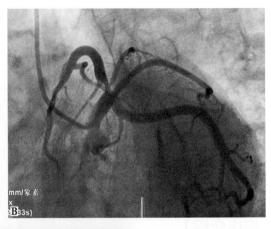
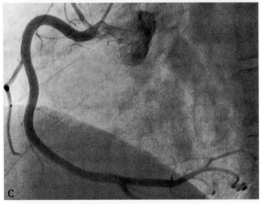

图 21-1 冠状动脉造影。A. 前降支开口 - 近段节段性狭窄 80%，回旋支、中间支未见明显狭窄；B. 进一步显示第一对角支开口局限性狭窄 70%；C. 右冠状动脉未见明显狭窄

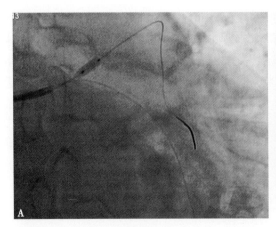
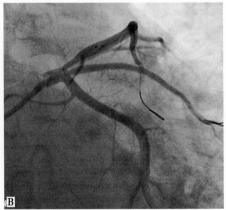

图 21-2 A 图显示沿前降支导丝送入 3.0mm×6mm 球囊以 8～10atm 扩张；B 图显示狭窄减轻

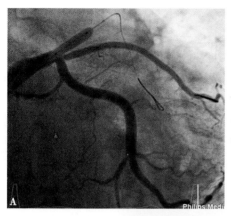
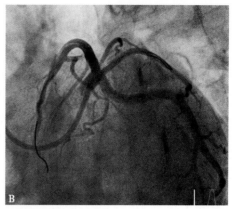
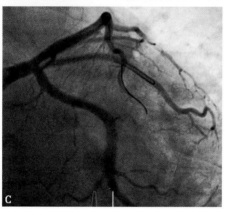

图 21-3　A 图显示释放支架,支架近端刚好定位于前降支开口,回旋支及中间支没有受累;
B 图从蜘蛛位显示支架膨胀良好,中间支、回旋支开口正常,对角支未受累;C 图从脚位显示
前降支近段支架轻度膨胀欠佳

【问题及讨论】

冠状动脉开口病变在 PCI 过程中比较常见,根据冠状动脉开口病变的不同位置临床可分为:1 型:主动脉 - 冠状动脉开口处病变,主动脉与左主干或右冠状动脉或大隐静脉桥与主动脉交界处;2 型:分叉开口狭窄,心外膜大血管与其主要分支的交界处,如前降支开口和回旋支开口及对角支开口病变。对于开口病变,支架的植入关键支架伸出开口部少许保证支架完全覆盖开口病变,也不能使支架突入太多妨碍以后冠状动脉操作时导管和导丝的再进入或压迫边支血管根部。因此准确的支架定位显得非常重要。Szabo 技术是近几年发展起来的一种支架处理主动脉开口病变、冠状动脉开口病变及分叉病变(MEDINA 分型010/001)支架定位技术,支架定位不依赖于理想的造影影像,可以避免造影遗漏部分或近端延伸。

Szabo 等于 2005 年首次提出自主动脉发出的血管开口部精确植入支架的方法。之后先后报告了 Szabo 技术(the stent tail wire\Buddy Wire technique)应用于非主动脉开口的冠状动脉开口病变取得良好疗效 [2, 4-6],并对技术操作提出了良好建议。Gutierrez-Chico 等研究Szabo 技术在 Medina 分型 010/001 分叉病变应用减少了造影支架放置的不准确性,同时也没有增加操作并发症的发生。有研究对 Szabo 技术在冠状动脉口部 PCI 病变行 IVUS 检查，证实大部分患者口部支架定位准确。

从文献中可以看出，Szabo 技术分两个关键步骤。首先对预植入支架进行预处理，使标测导丝（tail wire）通过支架近端的最初 1 圈钢梁，标测导丝送入边支；后送入支架进行精确定位释放支架。从文献提供的建议，Szabo 技术关注两个方面的技巧。支架预处理时，保证支架不脱载（STENT LOSS）是重要的一环；防止支架脱载的另外方法包括使用大管腔的指引导管及罪犯血管的充分扩张。另一方面，如何保证标测导丝的及时退出，成为 Szabo 技术的又一关键所在。Applegate 等建议支架以 6 个大气压释放，先将回旋支导丝退出，再对支架进行支架内后扩张。

【专家点评】

开口病变具有特殊的病理特点，多为纤维性病变，PTCA 后易于弹性回缩，与其他部位病变比较，即使植入支架仍可能存在弹性回缩及内膜过度增生，导致较高的再狭窄率。因此介入处理开口部位病变要求非常准确的支架定位。

目前常用的处理开口病变策略包括采用垂直多体位投照，或送入第 2 根导丝作为标志，或采用球囊送入无病变血管开口低压力扩张，避免植入支架遮挡分支开口。虽然使用前两种方法可以定位支架，但最终还是要依赖于术者的主观视觉。而使用球囊低压扩张引导虽然可以避免支架影响边支开口，但可能会损伤边支开口。Szabo 技术是近几年发展起来的一种支架处理开口病变的方法，可以弥补造影和主观视觉的缺点。

但也有研究称该技术需要锚定导丝穿过支架钢梁，使支架遭到了明显的不对称损害，并且容易遮挡边支开口，同时支架在体外的预处理容易带来污染并导致支架内膜的异常增生，此外增加支架脱载的风险。

该技术手术过程中需要特别注意以下几点：①体外预处理支架时，注意低压力膨胀支架时，用手指或保护袖套固定体部支架，确保仅仅分离支架最后一圈金属网眼，且压力泵不可抽负压；②推送支架时，一定要理顺两根导丝，不可缠绕；③一定要预扩张充分，争取支架一次到位，否则容易致支架脱载；④支架到位时先用低压力释放支架后，撤出锚定导丝，再用目标压力充分扩张支架，否则撤出导丝时容易致支架变形；⑤使用聚合物涂层或其他涂层的锚定导丝要注意以防涂层脱落引起远端栓塞；⑥指引导管选择时尽量选择强支撑力指引导管和 7F 导管进行操作，减少支架在指引导管内走行时的阻力，使推送支架更加方便。

总之，Szabo 技术构思巧妙，很好地解决了开口部位支架植入时造影体位显示不清，或是支架在心脏搏动所带来的前后移位较大，难以精确定位的问题，但手术时需要较高的操作技巧，不能盲目地作为常规方法使用。

参 考 文 献

[1] Wong P. Two years of a simple technique of precise ostial coronary stenting. Catheter. CardiovascInterv，2008，72：331-334.

[2] Szabo S，Abromowits B，Vaitkuts PT. New technique of aorto-ostial stent placement. Am J Cardiol，2005，96：212H.

[3] Kern MJ，Ouellette D，Frianeza T. A new technique to anchor stents for exact placement in ostial stenosis：the stent tail wire or Szabo technique. Catheter CardiovascInterv，2006，68：901-906.

[4] Cheema A，Hong T. Buddy wire technique for stent placement at non-aorto ostial coronary lessions. Int J Cardiol，2007，118：e75-e80.

[5] Applegate RJ，Davis JM，Leonard JC. Treatment of ostial lesions using the Szabo technique：A case sries. Catheter Cardiovasc Internv，2008，72：723-728.

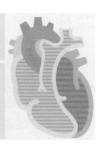

病例 22
急诊PCI多支血管病变的治疗抉择

【病史介绍】

患者男性,51岁,主因"突发胸痛3小时"入院。入院3小时前无明显诱因出现胸痛,伴大汗,无呼吸困难,含服硝酸甘油无缓解,急就诊。有吸烟史20多年,约10~15支/天。否认高血压、糖尿病等病史。入院体查:114/89mmHg,双肺未闻及干湿性啰音,心界无扩大,心率76次/分,心律整,各瓣膜听诊区未闻及明显病理性杂音,未闻及心包摩擦音。

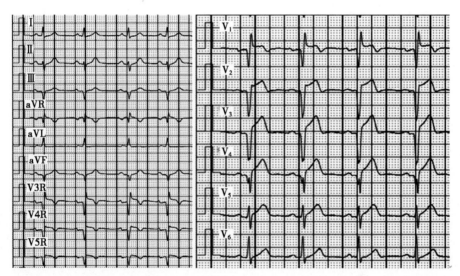

图22-1 入院心电图:窦性心律,电轴左偏,Ⅲ、aVF导联呈QS型,V_1~V_4导联可见病理性Q波、ST段抬高、T波倒置或双向,V_3R~V_5R ST段抬高、T波倒置

入院实验室检查:CK-MB 25U/L,CK 131U/L,CTnI 0.041ng/L,MYO 148.4ng/L。ECG提示前壁心肌梗死(图22-1)。UCG(术后):左房、左室扩大;左室壁运动欠协调,左室前壁中段心尖段心肌变薄,搏动低平,考虑冠心病,左室前壁心肌梗死,二尖瓣轻度反流,LVEF 43%。

【诊断】

冠心病,急性前壁、右室心肌梗死。

【诊疗过程及思路】

入院后即刻氯吡格雷 300mg、拜阿司匹林 300mg，阿托伐他汀 60mg 后送导管室行急诊造影，结果提示冠状动脉发育呈左优势型；前降支近段第一对角支开口处次全闭塞，第一对角支开口狭窄约 95%，回旋支中远段狭窄约 60%~70%，远段 TIMI 心流 3 级；右冠状动脉脉近段偏长狭窄，约 80%，中段偏长狭窄，最窄约 95%（图 22-2），远段 TIMI 心流 3 级。

患者前降支近段次全闭塞，第一对角支开口狭窄 95%，供血范围较大，非常重要；右冠状动脉最窄约 95%，也不能忽视；因此决定先干预 LAD，尽量保护第一对角支；LAD 处理后看情况再决定是否再干预 RCA。患者多支血管病变是否需要先植入 IABP？考虑患者无泵功能衰竭，IABP 备用。应用 6F EBU 3.5 指引导管、SION 导丝至 LAD 远段，短时间尝试送 BMW 导丝进第一对角支未能成功；出现血压低、心率慢，LAD 近段不显影（如图 22-3），并出现频发室性期前收缩、短阵室性心动过速，加快补液及予间羟胺（1mg）、多巴胺[10U/（min·kg）]升压、阿托品（0.5mg）利多卡因（50mg）。同时抓紧时间送 2.5mm×15mm 球囊 8~10atm 预扩张，送入 FIERBIRD2 3.5mm×33mm 支架 8atm 释放，稍后撤支架球囊，以 12atm 后扩张；远端 TIMI 血流 2 级左右，给予替罗非班 12ml（患者约 60kg）；血压仍然没有回升，考虑慢血流可能与休克有关，立刻予 IABP 后患者反搏血压在 100mmHg 左右；患者无胸闷痛、气促；再次尝试掏对角支网孔失败，送入 3.5mm×12mm 高压气囊在支架内予 16~24atm 后扩张。最终结果见图 22-4。下面的问题是 RCA 同时处理，还是择期？复查右冠状动脉远端 TIMI 血流 3 级，考虑患者急性前壁心肌梗死，造影提示左优型，LAD 远端跨过后室间沟大截，右室心肌梗死的犯罪血管也可能是 LAD 远端，右冠状动脉病变长，植入支架数多，急诊 PCI 也害怕万一 RCA 无复流，对目前患者打击极大，非常可能无法顺利下台，权衡利弊，终止 RCA 的手术。

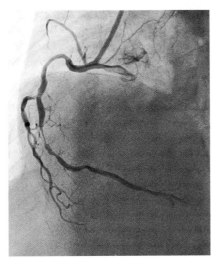

图 22-2　冠状动脉造影结果，冠状动脉发育左优势型；右冠状动脉近中段狭窄约 80%，中段弥漫狭窄 95%

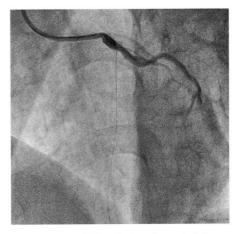

图 22-3　前降支导丝通过，血流消失

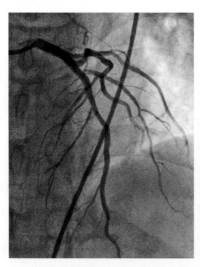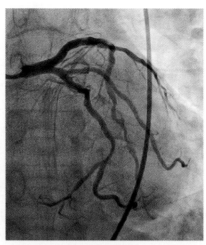

图 22-4　冠状动脉介入治疗后，LAD 支架后狭窄消失

　　术后给予药物氯吡格雷 75mg、qd，拜阿司匹林 100mg、qd，阿托伐他汀 60mg、qd，替罗非班 7ml/h（5 天）及多巴胺、IABP（5 天）。患者生命体征相对稳定，曾出现再灌注心律失常，给予利多卡因后消失。9 天后顺利完成择期 RCA PCI 治疗，于右冠状动脉植入 Fierbird2 2.5mm×33mm、2.75mm×33mm、3.5mm×18mm 支架共 3 枚，术程顺利，支架后结果见图 22-5。术后观察数天，情况稳定，顺利出院。

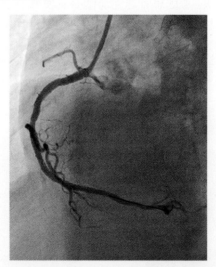

图 22-5　右冠状动脉支架术后造影。右冠状动脉
狭窄消失，支架膨胀良好，远端显影正常

【观点争鸣】

　　1. 是否需要术前植入 IABP 的问题　一方认为患者多支血管病变，左优势，LAD 供血范围大，RCA 虽然非优势血管，但也供应部分左室，且存在严重狭窄，因此预计在处理 LAD 时如果一旦影响血流有可能造成心衰，甚至恶性心律失常的风险，最好事先植入 IABP；但另外一方观点认为患者血流动力学稳定，没有必要事先植入 IABP，毕竟增加患者费用及发

生并发症风险,只准备好备用就好,同意术者的作法。

2. 是否同时处理 RCA 病变　一方观点同意术者做法,由于患者术中曾出现血流动力学异常,而罪犯血管考虑主要是 LAD,因此只要出院前择期处理 RCA 就好,没有必要术中同时处理,增加发生并发症风险。也有另一方观点认为目前有一些研究数据支持急诊患者一次完全血运重建,必要的情况下可以考虑同时完全血运重建。

【问题及讨论】

目前直接经皮冠状动脉介入治疗被认为是 STEMI 最有效的再灌注措施[1]。对于单支血管病变的 STEMI 患者,应尽早行 PPCI 开通罪犯血管,但是对于多支血管病变的 STEMI 患者,在 PPCI 时是否同时处理非罪犯病变则存在争议。研究发现[2],41%~67% 的 STEMI 患者合并多支血管病变,对于这些患者治疗策略主要有三种方案:一是仅处理罪犯病变;二是同时处理罪犯血管和非罪犯血管;三是 PPCI 时仅处理罪犯血管,择期处理非罪犯血管。至于哪种方案最佳,一直是存在争议的。PPCI 时仅处理罪犯血管能简化手术操作,缩短手术时间,避免了同期处理非罪犯血管导致的并发症,然而,该策略也可能因其他未处理病变引起缺血再发,甚至短期内被迫再次血运重建,而非罪犯血管的择期 PCI 治疗,不可避免会增加手术次数和费用。

APEX-AMI 研究[3] 入选 2201 例合并多支病变的 STEMI 患者,结果发现,同期处理非罪犯血管组和仅处理罪犯血管组的 90 天死亡率分别为 12.5% 和 5.6%($P<0.001$),同期干预组死亡率高。另一项荟萃分析[4] 也显示同期干预组短期和长期死亡率更高。支持在 PPCI 时仅处理罪犯血管,择期处理非罪犯血管可能更具优势。然而,非罪犯血管择期 PCI 的理想时机至今仍尚无定论。

近年来,新型抗凝、抗血小板药物、血栓去除装置等器械的应用也将对研究结果产生影响。PRIMI 试验[5] 将 465 例接受直接 PCI 的患者随机分为预防性 PCI 组(同期处理非罪犯血管,234 例)和非预防性 PCI 组(仅处理罪犯血管,231 例)。平均随访 23 个月发现,预防性 PCI 组的复合终点(心源性死亡、非致死性心肌梗死以及顽固性心绞痛)发生率为 9%,而非预防性 PCI 组则高达 23%,差异有统计学意义。Qarawani 等[6] 入选 120 例合并多支病变的 STEMI 患者,其中 95 例于 PPCI 时同期处理非罪犯血管,25 例仅处理罪犯血管。发现同期处理非罪犯血管组的 MACE 发生率更低,住院期间再发心肌缺血、再梗死、再次介入干预、急性心衰等的发生率降低,住院天数缩短。

因此,2014 年欧洲血运重建指南建议,对于合并 MVD 的 STEMI 患者,除非合并心源性休克和持续性心肌缺血,直接 PCI 时仅应干预罪犯血管(Ⅱa 类推荐,B 类证据)。直接 PCI 后数日或数周内有缺血症状或证据者,应考虑分期处理非罪犯血管病变(Ⅱa 类推荐,B 类证据)。对于存在明显非罪犯病变的患者,也可考虑 PPCI 时有选择性地同期处理非罪犯血管(Ⅱb 类推荐,B 类证据)。

本例患者同时合并右室心肌梗死,右冠状动脉严重狭窄,犯罪血管是否也包括 RCA;如果病变短,一个支架解决的,完成 RCA 可能比较好;但该病例的 RCA 病变长,植入支架数多,容易出现慢血流或无复流,按当时患者 IABP 支持下是否也应该一起完成 RCA 急诊 PCI 治疗?但考虑患者为左优势,LAD 病变是影响其血流动力学的主要罪犯血管,在患者处理 LAD 病变后刚稳定状态下,顾虑 RCA 治疗会再次造成不良事件,因此及时收手。

【专家点评】

本病例涉及多个 STEMI 介入治疗处理过程的争议问题，包括合并多支血管病变 STEMI 患者是否同期处理非犯罪血管；高危患者急诊介入治疗术中是否常规使用 IABP；血栓抽吸在急诊 PCI 术中应用是否获益等。对于多支血管病变的 STEMI 患者具体是否需要同时干预非罪犯血管，应结合患者的生命体征、血流动力学状态、罪犯血管的特点和处理结果、非罪犯血管病变的稳定程度与功能意义（FFR 检测）等综合考虑。对于合并心源性休克或者严重血流动力学不稳定，以及处理罪犯血管后仍有持续性心肌缺血的患者，应考虑同期处理非罪犯血管。对于存在严重狭窄、斑块极不稳定（采用造影或介入影像学评估）、一旦闭塞将导致大面积心肌缺血的非罪犯血管病变，也可考虑在成功处理罪犯血管后同期进行处理非罪犯血管。该患者虽然 RCA 严重狭窄，但是左优势，故其供血范围不是很大，择期处理是可以的。该患者急诊介入治疗术中发生血流动力学异常，植入 IABP 对前降支慢血流恢复、稳定血流动力学是非常必要的。因此，对急诊 PCI 术中是否应用 IABP 辅助治疗应该个体化处理，具体情况具体分析。

参 考 文 献

[1] 中华医学会心血管病学分会，中华心血管病杂志编辑委员会. 急性 ST 段抬高型心肌梗死诊断和治疗指南. 中华心血管病杂志，2010，38（8）：675-690.

[2] Widimsky P，Holmes DR Jr. How to treat patients with ST-elevation acute myocardial infarction and multi-vessel disease? Eur Heart J，2011，32：396-403.

[3] Toma M，Buller CE，Westerhout CM，et al. Non-culprit coronary artery percutaneous coronary intervention during acute ST-segment elevation myocardial infarction：insights from the APEX-AMI trail. Eur Heart J，2010，31：1701-1707.

[4] Vlaar PJ，Mahmoud DK，Holmes DRJr，et al. Culprit vessel only versus multivessel and staged percutaneous coronary intervention for multivessel disease in patients presenting with ST-segment elevation myocardial infarction：a pairwise and network meta-analysis. J Am Coll Cardiol，2011，58：692-703.

[5] Wald DS，Morriss JK，Wald NJ，et al. Randomized trail of preventive angioplasty in myocardial infarction. New Engl J Med，2013，369：1115-1123.

[6] Qarawani D，Nahir M，Abboud M，et al. Culprit only versus complete coronary revascularization during primary PCI. Int J Cardiol，2008，123：288-292.

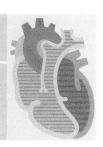

病例 23
冠心病合并重度血小板减少患者行冠状动脉介入治疗

【病史介绍】

患者男性,61 岁,主因发作性胸痛 5 月余、加重 2 周入院,患者行走 10m 即有胸痛发作,休息及含化硝酸甘油后缓解。没有高血压、糖尿病、吸烟等危险因素,入院前曾行冠状动脉 CT 检查提示右冠状动脉和前降支严重狭窄,入院诊断为"冠心病,不稳定型心绞痛"。患者近 1 年出现血小板减少,未见皮肤黏膜出血以及牙龈出血及消化道出血等。曾行骨髓穿刺检查,骨髓细胞学检查提示骨髓巨核细胞少,血小板偏少,诊断血小板减少性症。院外接受泼尼松等药物治疗,血小板变化不明显。入院血常规检查 WBC 8.2×10^9/L, Hb 145g/L, PLT 19×10^9/L,凝血功能正常,抗核抗体五项(−),自身抗体谱(−),ENA 六项(−)。

【诊疗过程及思路】

该患者由于血小板明显减少,先请血液科会诊,血液科建议输血小板、促血小板生成素治疗。请心外科会诊后考虑患者血小板重度减少,有手术禁忌证,不能行 CABG 术。考虑患者冠状动脉病变严重需要介入干预,给予氯吡格雷 75mg、qd,查血栓弹力图示 MA 40.7mm,ADP 抑制率 96.4%、AA 抑制率 94.5%,CI −5.5。完善术前准备后行冠状动脉造影 + 支架植入术,术中使用半量比伐芦定抗凝,冠状动脉造影提示右冠状动脉和前降支闭塞(图 23-1),决定对右冠状动脉和前降支进行治疗,于右冠状动脉植入支架 2 枚,前降支植入支架 1 枚,

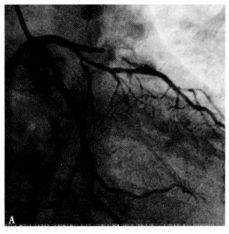

图 23-1 冠状动脉造影,示 LAD 及 RCA 完全闭塞

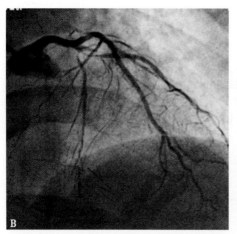
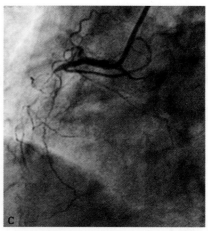

图 23-1（续） 冠状动脉造影，示 LAD 及 RCA 完全闭塞

手术顺利（图 23-2）。术后患者在休息及行走时均无胸痛发作，术后监测 ACT 为 287s，复查 WBC 12.6×10⁹/L，Hb 160g/L，PLT 26×10⁹/L，APTT 64.7s，PT 15.7s，TT 151.8s，术后第一天皮肤无出血，大便潜血阴性。术后 3 天出院，出院前复查 WBC 8.5×10⁹/L，Hb 144g/L，PLT 16×10⁹/L，凝血常规正常。术后 3 个月随访病情稳定，无胸痛及出血表现。

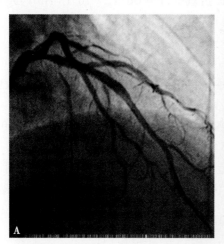
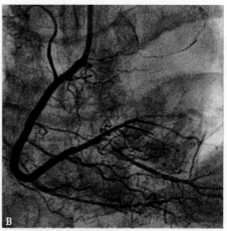

图 23-2 支架植入术后造影，示右冠状动脉和前降支血管通畅，未见严重狭窄

【观点争鸣】

1. 在介入治疗指征方面 一方观点认为患者血小板减少，属于冠状动脉介入治疗的禁忌证，血小板在 20×10⁹/L 以下的有自发出血的风险。另外术后需要应用抗血小板药物，存在进一步降低血小板的风险，因此介入治疗风险很大。另外一方面观点认为患者血管严重狭窄，在强化药物治疗情况下仍然反复发生心绞痛，因此有血运重建的指征，心外科意见不考虑搭桥，风险高，因此在权衡利弊下还是介入治疗是首选。但是不能盲目的进行治疗，一定要观察患者能否耐受抗血小板药物及其作用强度。

2. 在介入治疗策略方面 有几种方案可以考虑：一是药物支架植入；二是裸支架；三

是裸支架 + 药物球囊,但费用会高很多;四是单纯药物球囊,如果预扩张后没有严重夹层的情况下可以考虑单纯药物球囊。

【问题及讨论】

本例患者冠心病合并重度血小板减少,冠状动脉病变严重以致患者轻微活动即有心绞痛发作,已经给予强化的药物治疗仍然不能控制心绞痛发作,属于高危险度的患者,有心源性猝死的风险。在血运重建治疗策略选择方面,外科会诊认为有手术禁忌证,针对该患者冠状动脉介入治疗成为唯一可行的治疗策略,但也存在出血等并发症风险。在抗血小板治疗方面,指南阿司匹林加氯吡格雷的双抗治疗以预防支架植入后的血栓形成,而对于该患者无疑又会增加出血风险,而不给予抗栓治疗就无法进行介入治疗。为了平衡出血和血栓的风险,我们保守的给予患者一种抗血小板药物治疗并检测血栓弹力图,以便明确患者的凝血状况以及对抗血小板药物的反应情况。结果显示,患者在仅服用氯吡格雷的情况下,血小板的抑制率都是达标的,从综合凝血指数看患者还是存在一定出血风险,这一结果提示给予该患者单种抗血小板药物已经可以满足进行介入治疗的要求,在血栓弹力图检测下做到了个体化的抗血小板治疗。随访结果显示,患者术后仅口服氯吡格雷病情稳定,未发生支架内血栓及出血事件。

多种药物都可能会引起血小板减少,该患者已经行骨髓的组织学检查提示造血功能异常导致的血小板减少,介入术中需要使用肝素进行抗凝以避免接触性血栓,而肝素在部分患者中会导致血小板减少,即肝素诱导的血小板减少症。为了避免这一可能的结果,该患者介入术中使用了直接凝血酶抑制剂比伐卢定来进行抗凝,并且在监测下使用了一半的常规剂量。比伐芦定没有引起血小板减少的副作用,半衰期短且与凝血酶结合后就被断开 Pro-Arg 键而使抗凝作用消失,其对凝血酶抑制作用可逆短暂,因此术中使用比伐芦定抗凝是合理的。

该患者的治疗是成功的,但这毕竟是一个特例。对于这样的患者,需要详细了解既往病史,有针对性进行药物调整和充分的术前准备,才能避免并发症发生,保证手术安全,使患者顺利康复。

【专家点评】

虽然严重血小板减少是介入治疗的禁忌,但是医生要根据具体情况选择个体化的治疗方案。在患者反复发生心绞痛,造影证实严重狭窄情况下,应用近年来的医疗方面的先进技术和知识使患者成功获得了有效治疗。首先是应用血小板活性检测方面的技术,虽然目前临床上没有证据支持在介入治疗的患者常规进行抗血小板活性的检测,但是在特殊患者,包括本例具有明确的指导意义,在本例证实了单纯单一抗血小板治疗就可以获得很好的抑制作用,提供了支架后单抗治疗的理论依据。其次应用对血小板影响小的抗凝药物,保证手术的安全。但是这种情况毕竟是个例,不可盲目模仿。另外,临床上需要进行冠状动脉介入治疗的患者,其血小板减低的发生率并不低,首先需明确血小板减低的原因,并针对性地进行治疗;其次,要平衡患者心肌缺血和抗血小板药物治疗后发生严重出血的利弊,选择最佳治疗时机,对于一些血小板减少原因不明而心肌缺血反复发作的高危患者,可尝试抗血小板药物保守治疗一段时间,观察患者对抗血小板药物的耐药性,再决定介入治疗时机。术中采用半衰期较短的比伐卢定,避免肝素诱导的血小板减低,确保支架贴壁良好,必要时应用腔内影像指导,以减少支架血栓风险。

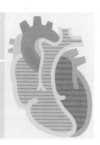

病例 24
前降支 CTO 病变前向失败
逆向成功介入治疗

【病史介绍】

患者男性,69 岁,主因"活动时胸闷胸痛近半年"入院。患者半年出现快速行走 20m 左右时胸闷胸痛,呈压榨样,向后背放射,休息 7 分钟左右自行缓解,咳嗽或深吸气时无症状加重,身体前倾时症状无缓解,无胸壁按压痛,无出汗濒死感,无咳嗽咳痰,无夜间阵发性呼吸困难,无反酸腹痛,当地医院心电图正常,未系统诊治。以后症状逐渐加重,运动耐量逐渐下降,休息 7 分钟左右缓解。曾在当地医院行动态心电图检查示:频发室性期前收缩、Ⅱ、Ⅲ、aVF ST 段压低。行冠状动脉 CT 检查提示:前降支近段重度狭窄、回旋支近中段闭塞、右冠状动脉轻度狭窄,入院诊断"冠心病,不稳定型心绞痛"。既往否认高血压、糖尿病病史,无烟酒嗜好,否认家族史。入院后查体无特殊,病房 ECG 示:窦性心律,心率 55 次/分,Ⅲ、aVF 导联病理性 Q 波。实验室检查无特殊。心脏超声检查提示节段性室壁运动障碍(下壁、后壁);左室舒张功能轻度减低;肺动脉瓣轻度反流;LVEF 52%。

【诊疗过程及思路】

入院后行冠状动脉造影检查结果提示前降支 100% 闭塞,回旋支 100% 闭塞,右冠状动脉远端重度狭窄(图 24-1)。根据造影结果建议患者行外科搭桥手术治疗,但家属及患者本人表示拒绝,决定行冠状动脉介入治疗。

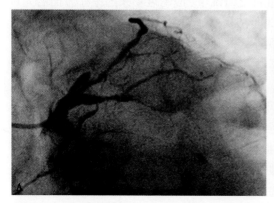 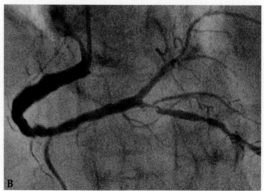

图 24-1 冠状动脉造影。A 图显示做冠状动脉造影,降支闭塞,回旋支闭塞;B 图显示右冠状动脉造影,右冠状动脉后降支近段重度狭窄

2015 年 6 月 2 日行第一次介入治疗,正向导丝技术开通回旋支闭塞病变。选择 6F EBU 3.75 指引导管插入到左冠开口处,在逆向造影指导下,以微导管为支撑,用 Fielder XT 导丝通过回旋支闭塞段,换用 Runthrough 导丝,沿导丝送入 Invatec 2.0mm×20mm 球囊以 12atm 预扩张回旋支闭塞处,后在回旋支内由远及近依次植入 2.5mm×36mm 及 3.0mm×38mm 药物涂层支架,后用 Invatec 3.0mm×14mm 后扩球囊以最大 14atm 反复扩张 5 次,造影示支架贴壁好,支架两端未见夹层,前向血流 TIMI 3 级(图 24-2)。

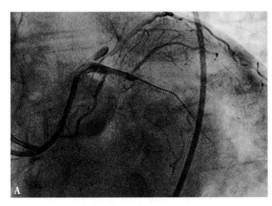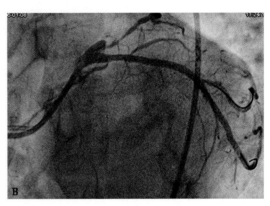

图 24-2 开通回旋支闭塞病变。A 图显示导丝通过闭塞段;B 图显示回旋支支架后,回旋支通畅,支架膨胀良好

对前降支尝试前向导丝技术进行介入治疗:在逆向造影指导下以微导管为支撑,应用 Fielder XT、Conquest Pro 导丝均未能通过前降支(图 24-3),考虑手术时间较长,遂结束手术。

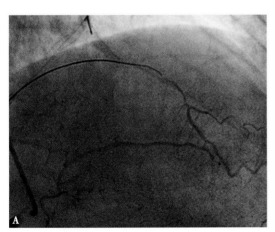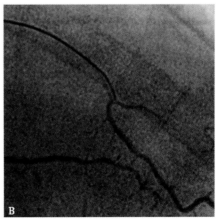

图 24-3 冠状动脉介入正向开通前降支闭塞病变失败,导丝远端未能进入真腔

2015 年 6 月 5 日行第二次介入治疗干预右冠状动脉。选择 6F JR4 指引导管插入到右冠状动脉开口处,将 BMW 导丝通过右冠状动脉闭塞病变送到后降支,沿 BMW 导丝用 EMPIRA 2.0mm×15mm 球囊在右冠状动脉病变处以 12atm 预扩张,造影示狭窄减轻,沿导丝将 2.75mm×15mm 药物涂层支架送至后降支开口处以 12atm 扩张释放,送入 EMPIRA 2.75mm×10mm 后扩球囊在支架内以 12~16atm 后扩,造影显示支架膨胀贴壁良好,支架两端未见夹层,前向血流 TIMI 3 级(图 24-4)。

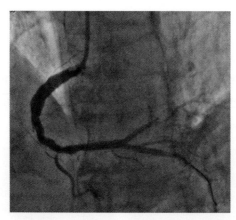

图24-4 后降支病变支架术后狭窄消失

    2015年11月7日行第三次介入治疗,逆向导丝技术开通前降支闭塞病变。选择7F/AL1指引导管插入到右冠状动脉开口处,7F/BL3.5指引导管插入左冠开口处。在150cm Finecross微导管支撑下将Sion导丝经心外膜侧支从右冠状动脉逆向到达前降支近段,沿Sion导丝推送微导管至前降支近段,后交换Gaia Second、ULTIMATEbros3、conquest Pro导丝反复尝试逆向通过前降支闭塞段失败进入假腔。决定采用reverse CART技术(图24-5)。选择Conquest Pro导丝正向进入前降支闭塞段假腔,正向导丝与逆向导丝重叠20mm,后沿正向导丝反复使用Ryujin 1.5mm×15mm、2.0mm×15mm球囊在闭塞段扩张后,逆向导丝从假腔穿入前降支近段真腔进入左冠指引导管。利用微导管完成RG3导丝体外化。后沿RG3导丝送入Ryujin 2.0mm×15mm球囊在前降支闭塞段以12atm压力预扩张。沿前降支导丝送入IVUS检查(图24-6),明确血管直径及病变长度后依次由远及近在前降支病变部位植入2.5mm×28mm、3.0mm×33mm药物涂层支架。选择2.5mm×15mm、3.25mm×15mm后扩张球囊于支架内及支架重叠处反复后扩张,最大压力16atm。重复IVUS检查及造影显示支架膨胀贴壁良好,无夹层,TIMI 3级。

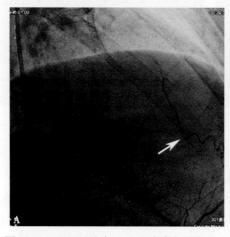 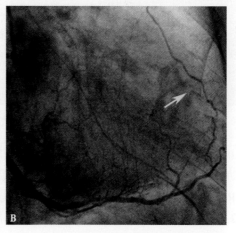

图24-5 冠状动脉介入开通前降支闭塞病变过程。A、B. 观察右冠状动脉向前降支远端发出心外膜侧支,选择逆向导丝路径

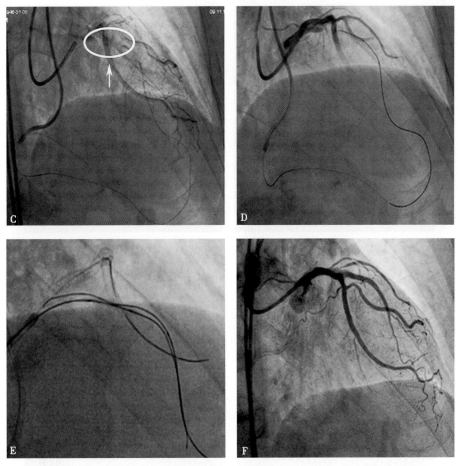

图 24-5（续）　C. 微导管沿 Sion 导丝到达前降支远端，行双侧造影，准确评估闭塞病变长度；D. 微导管支撑下，反复逆向尝试 Gaia Second 通过闭塞段失败，导丝进入假腔；E. 反复球囊扩张，引导出现内膜和血管中层破裂，前向与逆向内膜下空隙产生沟通；F. 支架植入后最终结果

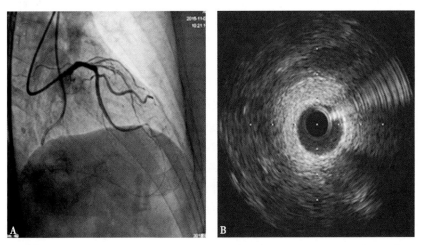

图 24-6　前降支闭塞病变支架植入前 IVUS 评价。A. 导丝通过，球囊预扩张后前降支造影

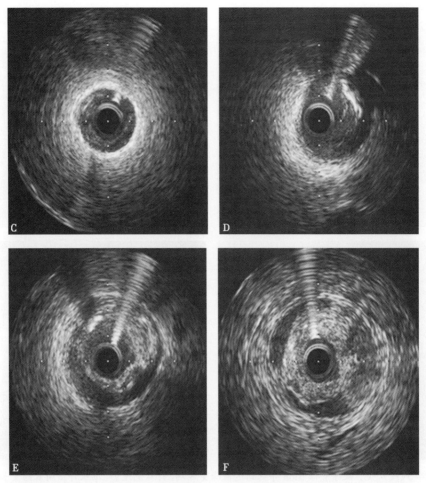

图 24-6（续） B～F. 由远及近 IVUS 观察前降支管腔情况（有助于获得 CTO 病变真
腔大小、斑块组成、外膜血肿等信息）

出院后服药：阿司匹林肠溶片 0.1g 口服，1 次 / 日；替格瑞洛片 90mg 口服，2 次 / 日；酒石酸美托洛尔片 12.5mg 口服，2 次 / 日；阿托伐他汀钙片 20mg 口服，1 次 / 晚。术后 3 个月随访，患者无活动后胸闷、胸痛发作。活动耐力较前显著改善。

【问题及讨论】

1. 反向 CART 技术 逆向 PCI 技术是提高开通 CTO 成功率较为有效的方法。在逆向 PCI 基础上发展而来的 CART（controlled antegrade and retrograde subintimal tracking）技术及反向 CART 技术可最终使正向导丝通过 CTO，进入血管远端真腔，完成手术。与 CART 技术相反，反向 CART 技术是指经正向导引钢丝送入球囊扩张闭塞病变，然后操控逆向导引钢丝进入该血管夹层，继而进入近段血管真腔（图 24-5）。由于该技术操作相对简便，可以显著缩短手术时间，因而反向 CART 技术成为目前使用率最高的逆向导引钢丝技术。一旦逆向导引钢丝无法通过闭塞病变，并且和正向导引钢丝重叠 20～30mm 时，即考虑使用反向 CART 技术；为保证反向 CART 技术的成功，术者应尽可能将逆向导引钢丝在血管长轴方向靠近正向导引钢丝。对于前降支病变，通常选用 2.0～2.5mm 球囊行反向 CART 技术，右冠状动脉闭塞病变,通常选用 2.5～3.0mm 球囊。如果正向球囊扩张后,逆向导引钢丝仍无法进入近段血管真腔,术者应在 IVUS 指导下进行反向 CART 技术。

2. 反向 CART 技术要点

(1)与 CART 技术相同,正逆向导丝在穿越闭塞病变时均进入内膜下假腔。

(2)因前送阻力较大,正向送入球囊的直径由小到大逐渐将假腔扩大直至与估计闭塞段直径相仿,这样可以使假腔在横向及纵向均得到充分扩张,利于逆向导丝穿入。

(3)如果逆向导丝穿入困难,可用 IVUS 确认导丝是否真的位于内膜下、测定病变段血管的直径、并能指导逆向导丝调整方向进入假腔与正向导丝汇合。IVUS 能够提高反向 CART 技术的成功率,确保操作安全,具有重要指导意义。

(4)采用反向 CART 技术时要注意减少造影,尤其应当避免用力推注造影剂,这将导致造影剂冲入假腔并沿内膜下前行,使假腔向闭塞远端扩展压迫真腔,严重时甚至导致手术失败。

(5)无论是 CART 还是反向 CART 技术都要注意正向导丝与逆向导丝在内膜下一定要十分接近,至少要在两个相互垂直的体位进行确认,如果任何一个体位有分离趋势,均须将其调整为两个导丝相互紧抱,否则即使球囊扩大假腔,前行导丝也难于找到对侧进入真腔的入口,因此导丝相互靠近是进行球囊扩张前的必备条件。

3. IVUS 在逆向导丝 CTO 介入治疗中的作用 采用反向 CART 技术时正向球囊扩张造成的内膜撕裂有双向延展的风险,因此前向球囊在 CTO 病变内膜下扩张后禁止再前向推注造影剂。IVUS 指导下的反向 CART 技术有助于解决该问题提高 CTO-PCI 成功率。正向球囊于 CTO 病变近端内膜下扩张内膜下假腔后,送入 IVUS 导管至假腔内,获得 CTO 病变真腔大小、斑块组成和分布情况等信息,确定进一步扩大假腔空间可以使用的球囊最佳直径,送入相应大小球囊再次扩张。IVUS 同时能够清楚显示正向和逆向导丝位置,逆向导丝可在 IVUS 指引下调整前进方向,确保逆向导丝进入正向球囊扩张造成的假腔内,并进一步送至近端血管真腔。因此,IVUS 指导下反向 CART 技术有助于判断血管管腔直径,决定所需扩张球囊直径大小,直观显示逆向导丝位置,协助于逆向导丝穿入前向球囊扩张所形成的假腔,减少造影剂使用,减少假腔扩张后撕裂的过度延展,提高反向 CART 技术的成功率和安全性。

【观点争鸣】

1. 该患者为双支闭塞加右冠状动脉重度狭窄,建议首选外科搭桥手术治疗,实现完全血运重建。虽然最终选择介入治疗并开通两支闭塞血管,但远期临床效果仍需长期随访观察。

2. 反向 CART 技术作为目前应用较广的逆向导丝操作技术,对许多正向导丝操作失败病例不失为更好的选择,但操作时仍存在以下不足:①当逆向导丝进入内膜下或假腔时,即使正向球囊扩张造成假腔后,逆向导丝也不能确保进入其扩张形成的假腔并到达闭塞血管近端的真腔血管;②正向球囊扩张造成的假腔越大,逆向导丝进入假腔后到达近端真腔的难度也越高;③反向 CART 技术成功后,支架植入多在假腔中,尽管有研究提示这对预后无影响,但面临着分支闭塞等高风险。虽然该病例前降支闭塞病变第一次开通过程中选择前向导丝失败,但在后续介入治疗过程中仍可选择操控性能更佳的导丝进一步尝试,况且本病例在逆向操作时选择心外膜侧支作为逆向通道,也进一步增加了术中并发症的风险。

【专家点评】

该例患者为双支 CTO 病变，介入操作复杂，即刻造影和短期临床随访结果令人满意。由于反向 CART 技术存在逆向导丝相对操作困难，正向扩张的撕裂比较难控制等问题，没有广泛开展。随着专用器械的开发，目前有广泛开展的趋势。但对适应证和并发症的充分认识是年轻介入术者尤其需要关注的问题。

一般认为反向 CART 技术的适应证包括：①闭塞病变多位于血管的近端；②正向及逆向导丝均无法进入真腔而位于内膜下，而且未进入心包腔；③供体血管无明显狭窄。

逆向导丝技术处理 CTO 病变常见并发症包括侧支血管受损和供体血管受损：

1. 侧支血管受损　逆向导引钢丝技术相关并发症中侧支血管受损最为常见。通常情况下间隔支侧支血管受损很少导致严重后果，一般不需要特殊处理，但如果间隔支受损后出现较大血肿，仍可能会给患者带来严重后果，部分患者可能出现类似于心脏压塞的病理生理改变，对此处理相当困难。心外膜侧支血管受损后往往会导致心脏压塞，因此一旦心外膜侧支血管受损，应及时处理。最为简便的处理方法是使用弹簧圈、自体脂肪、自体血栓等进行栓塞治疗，如果闭塞病变已被开通，术者不仅要从供体血管侧进行栓塞，同时还要从靶血管侧进行栓塞治疗。部分患者如侧支血管受损，通过微导管或者 Corsair 导管长时间负压吸引有时也能奏效。为避免侧支血管受损可采取以下措施：①尽可能选用可视、连续及迂曲度较小的侧支血管；②缓慢轻柔操控逆向导引钢丝，必要时进行超选择性造影；③使用微导管或者 Corsair 导管全程覆盖侧支血管，以免导引钢丝对其产生切割。

2. 供体血管受损　供体血管导致心肌缺血通常见于供体血管存在严重狭窄，为了预防心肌缺血的发生，术者在进行逆向导引钢丝技术之前，通常需要治疗该狭窄病变，这和传统 CTO-PCI 治疗模式有显著不同。供体血管开口和近段夹层及供体血管内血栓形成或血栓栓塞往往会给患者带来灾难性后果，在进行逆向导引钢丝技术时为避免此类并发症发生，可采取以下措施：①使用带有侧孔的指引导管；②退出逆向微导管或 Corsair 导管时，术者应将位于供体血管内的指引导管脱离冠状动脉口；③建议使用普通肝素进行抗凝，不推荐使用低分子量肝素、比伐卢定等药物。术中每 30 分钟监测一次 ACT，使 ACT 维持在 300～350 秒；④通过逆向指引导管注射对比剂前，必须回抽血液，以防将指引导管内血栓注射在冠状动脉内。

病例 25

Hartrail Ⅱ 5F 子导管抽吸右冠状动脉顽固血栓

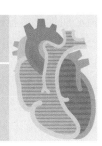

【病史介绍】

患者男性，65 岁，因"突发性心前区闷痛 2 个月"入院。患者 2 月前活动后突然出现心前区闷痛，伴有大汗、憋气、背板、四肢乏力，不适症状于休息后 30 分钟左右明显缓解。患者既往有吸烟史 40 年。查体：血压 149/97mmHg；双肺可以闻及少量干性啰音；心脏浊音界不大，心率 72 次 / 分，律齐，各瓣膜听诊区无病理性杂音。心电图示：窦性心律，Ⅲ、aVF T 波倒置，Ⅲ 导联 QS 波（图 25-1）。超声心动图示：主动脉瓣、二尖瓣少量反流。入院即刻嚼服阿司匹林 300mg，替格瑞洛 180mg。

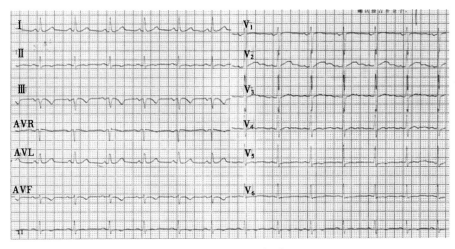

图 25-1　入院心电图

【诊断】

冠心病，急性冠状动脉综合征。

【诊疗过程及思路】

患者入院 6 小时后给予肝素 3000IU，经右侧桡动脉，冠状动脉造影显示：左前降支（left anterior descending，LAD）、左回旋支（left circumflex artery，LCX）未见明显异常（图 25-2）；右冠状动脉（right coronary artery，RCA）近端重度狭窄，中段闭塞，血栓负荷积分为 5 分，血流心肌梗死溶栓试验（TIMI）0 级（图 25-3）；术中普通肝素追加至 70U/kg，替罗非班 10μg/kg（5 分钟内推注完毕），继而以 0.15μg/min 持续泵入，6F XBRCA 指引导管至右侧冠状动脉开口，将 Runthrough 导丝送至 RCA 远端，送入 2.0mm×15mm Maverick 2 球囊以 12atm（1atm ＝101.325kPa）扩张病变处（图 25-4），造影显示 RCA 中远段血栓影，远端血流未见显著改善（图 25-5）。送入 ZEEK 抽吸导管进行三次 RCA 血栓抽吸（图 25-6），体外未见血栓抽出，造影 RCA 血流未见显著改善（图 25-7）；经 Runthrough 送入 2.5mm×15mm Maverick 2 球囊以 12atm 再次扩张病变处（图 25-8），造影显示 RCA 血栓从近中段蔓延至远端（图 25-9）。送入 Heartrail Ⅱ 5F 导管（日本 Terumo 公司）血栓抽吸（图 25-10），体外可见抽出大量机化陈旧性血栓（图 25-11）。再次造影显示右冠状动脉血流 TIMI 2 级（图 25-12），右冠状动脉串联植入 EXCEL 3.0mm×36mm（16atm）、3.5mm×36mm（16atm）支架 2 枚（图 25-13），3.5mm×15mm Quantum Maverick 后扩张球囊以 18～22atm 行后扩张（图 25-14），造影显示支架扩张良好，未见显著贴壁不良，血管远端血流 TIMI 3 级（图 25-15）。

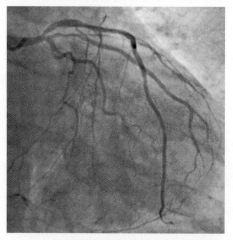

图 25-2 左冠状动脉造影，未见严重狭窄

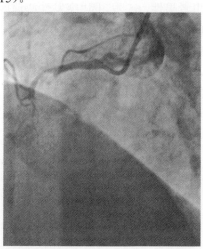

图 25-3 右冠状动脉造影，近中段严重狭窄，中段闭塞

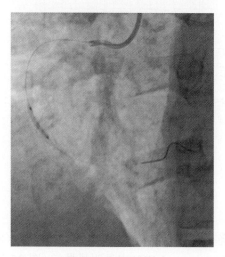

图 25-4 球囊扩张

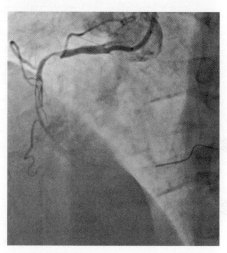

图 25-5 球囊扩张后右冠状动脉造影显示 RCA 中远段大量血栓，远端仍无血流

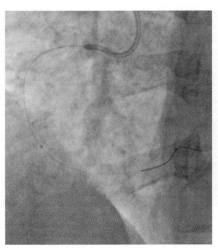

图 25-6　抽吸导管抽吸

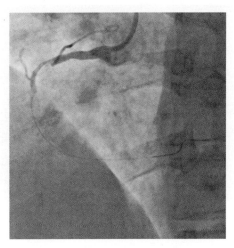

图 25-7　抽吸后造影远端仍无血流

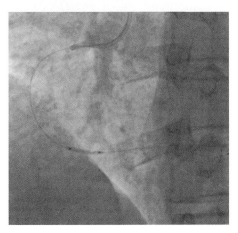

图 25-8　远端用球囊扩张

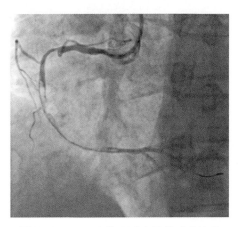

图 25-9　RCA 血栓从近中段蔓延至远端

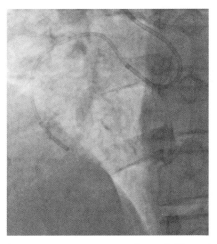

图 25-10　送入 Heartrail Ⅱ 5F 导管（日本 Terumo 公司）抽吸血栓

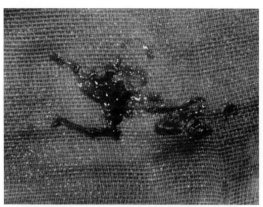
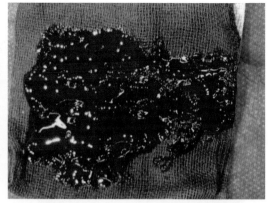

图 25-11　抽出的大量血栓

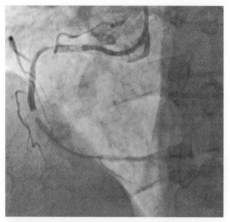

图 25-12　再次造影显示血栓影明显减少，右
冠状动脉血流 TIMI 2 级

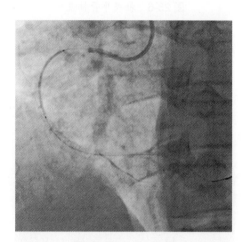

图 25-13　植入支架

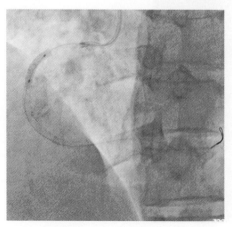

图 25-14　支架内进行后扩张

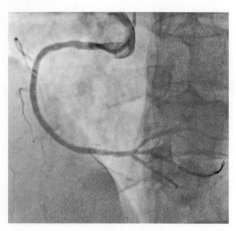

图 25-15　支架术后造影最终结果，支架贴壁
良好，远端血流显影良好

【问题及讨论】

临床研究证实，直接经皮冠状动脉介入治疗（primary percutaneous coronary intervention，P-PCI）联合手动血栓抽吸较单纯 P-PCI 可明显改善心肌梗死患者预后[1-2]，手动血栓抽吸可以减少高负荷血栓导致的远端栓塞、无复流、慢血流、透壁性心肌梗死、主要心脏不良事件、支架内血栓、死亡等[3-5]。2015 年基于 TOTAL（trial of routine aspiration thrombectomy with PCI versus PCI alone in patients with STEMI，TOTAL）等研究，将 P-PCI 中常规手动血栓抽吸进行降级推荐（由Ⅱa 降至Ⅱb）[6]。TOTAL 的实验分组显示：P-PCI 组中有 7.1% 的患者过渡到手动血栓抽吸 +p-PCI 组，而手动血栓抽吸 +p-PCI 组中有 4.6% 的患者未进行血栓抽吸，行 p-PCI 治疗[7]。最终两组之间主要观察指标未见显著异常，但是结合组间个体的交换因素的影响，结论的可信度受到深深质疑。

在 P-PCI 操作中，采用常规血栓抽吸导管对部分冠状动脉内高血栓负荷患者抽栓，效果欠佳。TAPAS（thrombus aspiration during primary percutaneous coronary intervention in acute myocardial infarction study，TAPAS）研究表明，此类患者占血栓抽吸患者的 10.1%[8]。临床操作中可以采用将指引导管深插冠状动脉内手动抽栓、采用 Angiojet 血栓去除装置、先溶栓后抽栓、采用新型的 ClearWay 球囊或者 Mesh Guard 支架等方式将血栓抽出体外、管腔内溶解、局部充分覆盖等方式解决冠状动脉血栓问题[9-13]，但是基于血管条件、手术费用、患者获益、新型材料的可用性等实际问题，上述方法不适合国内广泛推广。

Hartrail Ⅱ 5F 子导管可在复杂、钙化、扭曲病变中应用建立轨道、增加指引导管的支撑力，协助导丝、球囊、支架到位[14]；也可在血栓高负荷重病变中协助血栓抽吸[15]。本病例采用 Hartrail Ⅱ 5F 子导管进行常规抽吸导管抽栓失败情况下的紧急血栓抽吸。Heartrail Ⅱ 5F 子导管尖端设计柔软，内腔呈圆形。Poiseuille 定律提示：管腔内阻力与管腔半径的 4 次方成反比。ZEEK 血栓抽吸导管内腔直径为 0.040in（1in＝2.54cm），而 Heartrail Ⅱ 5F 子导管内腔直径为 0.059in 所以，理论上 ZEEK 血栓抽吸导管抽吸效果是 Heartrail Ⅱ 5F 子导管的抽栓效果的 21.13%。采用 Hartrail Ⅱ 5F 子导管行血栓抽吸时注意：①首选粗大管腔的冠状动脉；②血栓病变近端有狭窄病变时，可在狭窄病变处用预扩张球囊高压力充分预扩张，有助于子导管的输送；③对于病变位于冠状动脉远端、抽吸子导管通过困难者，可采用球囊远端锚定方法，以便于将子导管送至冠状动脉远端靶病变，完成血栓抽吸；④ 5F 子导管在推送过程中，切忌使用暴力，以免造成冠状动脉内膜损伤[16]。

在本病例中，当反复球囊扩张和抽吸导管抽吸后（见图 25-9），血管显影仍然较差，结合影像资料，应该考虑患者冠状动脉内存在大量血栓，此时不要轻易支架植入，因为此刻植入支架，首先难以选择合适的支架落脚点，同时非常有可能导致慢血流甚至无复流，将术者推送到更加被动的位置。对于冠状动脉血栓负荷较重的患者，如果不能采用的合理的办法将血栓取出，必要时可以考虑 PTCA 后结束手术，强化抗栓治疗，择期再次 PCI 治疗。

【专家点评】

富含血栓的 STEMI 患者急诊 PCI 处理是临床上的一个难点，本例患者右冠状动脉富含血栓病变，在常规抽吸导管效果不好，应用 5F 的子导管成功抽吸血栓。子导管往往用于特殊复杂病变中，建立轨道、增加指引导管的支撑力，协助导丝、球囊、支架到位。紧急情况下作为抽吸导管应用,抽吸效果肯定优于常规的抽吸导管,但是注意不要损伤血管,讨论中已经提到注意事项,需要用于大直径血管及近端没有严重狭窄时。在 P-PCI 时,必要时手动血栓抽吸是合理的,Heartrail Ⅱ 5F 子导管可作为常规血栓抽吸导管抽栓失败后的补救抽栓器械。另外,针对富含血栓病变的处理还有个案报道显示,指引导管抽吸、犯罪血管内小剂量溶栓治疗也有一定效果,但都需要更多经验积累。

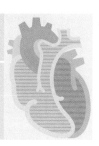

病例 26
心肾功能不全患者冠状动脉慢性闭塞病变旋磨病例

【病史介绍】

患者李某，男性，49 岁，河北省人，已婚。主因"发作性胸痛 1 年，加重 15 天"于 2015 年 4 月 27 日入院。患者于 2014 年 4 月 3 日无明显诱因突发心前区压榨样疼痛，急诊至当地医院，诊断为急性下壁、右室心肌梗死。给予尿激酶 150 万单位静脉溶栓。随后出现室颤、逸搏等，给予心肺复苏后转诊上级医院。发病 5 小时后行急诊冠状动脉造影术，造影提示右冠状动脉、前降支闭塞，回旋支狭窄 80%。在 IABP、临时起搏器辅助下，于右冠状动脉行血栓抽吸术＋冠状动脉支架植入术，于右冠状动脉植入 2 枚支架，前降支尝试开通未成功。术后 1 年间，患者多次发生夜间阵发性呼吸困难，因反复心力衰竭入院治疗。15 天前再发胸闷伴气短症状，夜间多次憋醒，口服利尿剂后有所缓解。今为进一步治疗入院。患者既往有高血压病史 8 年，最高血压 140～150/90mmHg，曾间断口服降压 0 号，心肌梗死后监测血压正常，未继续用药。1 年前因心肌梗死住院期间曾有急性肾功能不全出现，血肌酐最高 703μmol/L，出院复查肌酐 244μmol/L，期间曾复查肾功异常（具体数值不详）。无吸烟史，无饮酒史。适龄结婚，爱人以及子女体健。家族中早发冠心病家族史。

【诊疗过程及思路】

入院后完善心脏超声检查，提示左心扩大（左室舒张末内径 59mm），左室功能减低（左室射血分数 31%）。化验肾功能提示肌酐 151.2μmol/L，尿素 10.79mmol/L。心电图提示：窦性心律，心电图不正常 ST-T，心电轴左偏，V_1 导联 QS 波，Ⅱ、Ⅲ、aVF 导联 Rs 波（图 26-1）。

【诊断】

①冠状动脉粥样硬化性心脏病，缺血性心肌病，陈旧性下壁、后壁心肌梗死，PCI 术后，慢性心功能不全，心功能Ⅲ级；②高血压 1 级（极高危）；③慢性肾功能不全；④高尿酸血症。

【诊疗过程及思路】

给予完善各项术前准备并给予术前水化之后，于 2015 年 4 月 29 日行冠状动脉造影术。术中可见：左主干未见明显狭窄。前降支自近段慢性闭塞病变，前降支中段及远段借右冠状动脉侧支显影。回旋支近中段弥漫性狭窄 70%。右冠状动脉支架内通畅，管壁不规则，可见斑块（图 26-2）。建议患者行冠状动脉旁路移植术，患者拒绝。

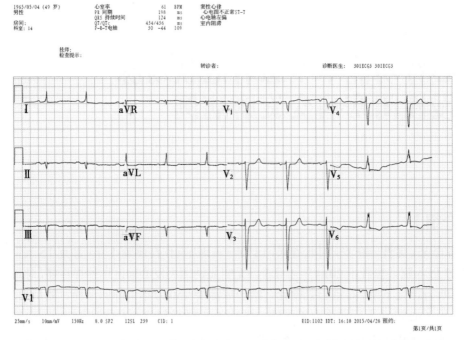

图 26-1   入院心电图，窦性心律，心电轴左偏，V_1 导联 QS 波，Ⅱ、Ⅲ、aVF 导联 Rs 波，$V_5 \sim V_6$ 导联 ST 段压低

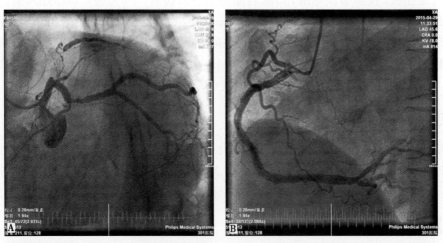

图 26-2   冠状动脉造影。A 图左冠造影显示左主干未见明显狭窄，前降支自近段慢性闭塞病变，前降支中段及远段借右冠状动脉侧支显影；回旋支近中段弥漫性狭窄 70%。B 图显示右冠状动脉通畅，管壁不规则

　　介入治疗过程：将 6F EBU 3.5 指引导管插入到左冠开口处，在微导管支持下，Miracle3 导丝未通过前降支闭塞病变处，换用 Runthrough 导丝，送入 MINI TAEK 1.5mm×15mm 球囊以 12～16atm 扩张前降支近段至中段，再送 Maverick 2.0mm×15mm 球囊于前降支近段至中段以最大 16atm 释放，再送 TREK 2.5mm×15mm 球囊最大 16atm 扩张前降支近段

至中段,球囊近段膨胀不全(图 26-3A),造影示恢复前向血流,第一对角支近段闭塞,前降支中段钙化明显(图 26-3B),送入旋磨导丝,Bostom 1.5mm 旋磨探头高速旋磨前降支中段 2 次(图 26-4),再次送 Runthrough 导丝至前降支,另一 Runthrough 至回旋支保护,送 2.5mm×24mm 支架放以 16atm/8s 置于前降支中段,再送 Firebird2 3.0mm×23mm 支架以 14atm/8s 放置于前降支开口至中段(于前支架串联重叠),送 EMPIRA 3.5mm×10mm 球囊以 16～18atm 扩张前降支近段支架内,造影示支架贴壁好,无夹层,TIMI 3 级。

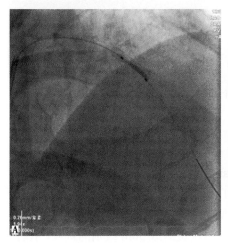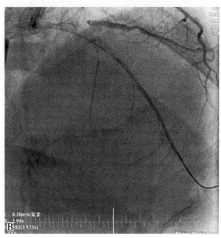

图 26-3 球囊近段膨胀不全,球囊扩张后前降支远端血管显影,近中段钙化影,第一对角支闭塞

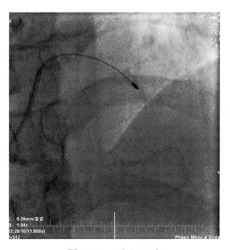

图 26-4 进行旋磨

患者前降支血管开通,TIMI 3 级(图 26-5)。2015 年 11 月 2 日来我院门诊复查,术后 6 个月偶有胸闷,未再诉胸痛等其他不适。门诊复查心脏超声提示左心扩大较前有所改善(左室舒张末内径 52mm),左室功能较前有所恢复(左室射血分数 39%)。

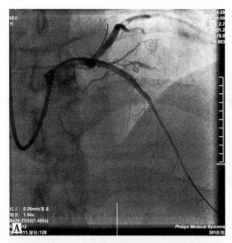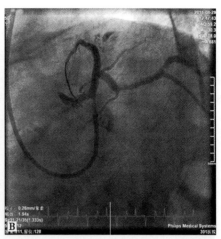

图 26-5   支架术后,前降支血管开通,TIMI 3 级

【问题及讨论】

经皮冠状动脉旋磨术(percutaneous coronary rotational atherectomy,PTCRA)自 1988 年首次应用于临床以来,现已在全世界范围内广泛推广使用,成为处理冠状动脉严重钙化性病变的重要手段[1]。它是使用头端带有微型钻石颗粒的旋磨钻头的导管,在 150 000～180 000r/min 的高速旋转下将非弹性的粥样硬化斑块旋磨成 5μm 级别的颗粒,从而使管腔扩大,对正常和有弹性的组织没有明显的影响。由于 70% 的颗粒 <5μm,88% 的颗粒 <12μm,可以随血流进入血液循环,被肝、脾、肺内的巨噬细胞清除,因而对血流动力学影响不大。本例患者的前降支为慢性闭塞性病变,其心功能减低的原因,结合病史考虑为缺血性心肌病。患者前降支慢性闭塞,心功能不全合并肾功能不全,介入冠状动脉的风险高,难度较大。建议患者行冠状动脉旁路移植术,患者拒绝。冠状动脉介入术中应用冠状动脉旋磨术,成功开通患者闭塞的前降支。植入支架后随访 6 个月,患者的左心扩大较前有所改善,左室功能较前有所恢复,达到了满意的临床效果,同时也印证了缺血性心肌病的诊断。

【观点争鸣】

冠状动脉旋磨术主要适用于钙化病变和慢性闭塞性病变,该方法可以有效减轻钙化负荷,改良病变的顺应性,是处理严重钙化病变和慢性闭塞性病变的有效方法。还有部分钙化病变,虽已植入支架,但出现了严重的残余狭窄,非顺应性球囊高压后扩也不能改善。此时,可使用旋磨术将狭窄部分支架梁及病变磨掉,扩张后再植入支架。部分慢性闭塞性病变,导丝能通过,球囊不能通过,也可使用旋磨术磨过病变。旋磨术不适用于以下病变:①易出现血栓和无复流的病变,包括急性冠状动脉综合征的血栓性病变和退行性静脉桥病变,因为旋磨术会加重血栓形成及无复流;②严重成角病变,旋磨时易出现冠状动脉穿孔;③冠状动脉夹层。高速旋转的磨头会将内膜片卷入磨头与导丝之间的缝隙,导致撕裂进一步加重。目前,也有在出现冠状动脉夹层后成功旋磨的病例报道。有专家认为,出现冠状动脉夹层后能否进行旋磨的关键在于旋磨部位有无突出于管腔的内膜片。如果没有,可以在紧急状况下行旋磨术,有则不能旋磨。

【专家点评】

本例患者冠状动脉前降支慢性闭塞合并多支病变，明确诊断心、肾衰竭，属于临床高危患者。术前需做好充分准备，包括 IABP 备用，适度水化，减少造影剂用量，预防围术期发生严重心血管不良事件。该患者的前降支为慢性闭塞性病变，球囊不能充分扩张，且无严重夹层，有行经皮冠状动脉旋磨术的适应证。但是患者为缺血性心肌病合并肾功能不全，更要求术者要在短时间内安全有效的应用冠状动脉旋磨术，达到预期的手术效果。因此，对冠状动脉旋磨术的操作技巧要熟练掌握。其旋磨头的选择与靶血管比例为 0.5∶1～0.7∶1，旋磨导丝需跨越病变的长度≥7cm，当旋磨导管沿导丝进入靶血管，先缓慢以低转速（50 000r/min）旋转接近狭窄病变近端，然后再以高转速（约 150 000～180 000r/min）反复旋磨病变处，一般旋磨 2～3 次，每次＜30 秒，间隔＞10 秒，且注意适时调整转速，以避免转速骤降[2]。在旋磨期间须使用高压 0.9% 氯化钠注射液以润滑和冷却旋磨系统、间断注入硝酸甘油或维拉帕米以防冠状动脉痉挛。最后，经过旋磨后可显著增加钙化病变即刻的管腔面积、去除钙化斑块，改变血管的顺应性，使严重血管损伤等并发症明显降低，介入手术成功率明显增加。

参 考 文 献

[1]　王伟民，霍勇，葛均波，等 . 冠状动脉钙化病变诊治中国专家共识 . 中国介入心脏病学杂志，2014，22（2）：69-73.

[2]　Matthew IT，Annapoorna SK，Samin KS，et al. Current status of rotational atherectomy. JACC CardiovascInterv，2014，7（4）：345-353.

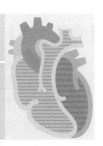

病例 27
风湿性心脏病患者房颤致冠状动脉栓塞

【病史介绍】

患者男性，49 岁，主因"活动时胸闷气急 10 年，突发左下肢麻木酸胀感 2 小时，胸闷不适 30 分钟"于 2015 年 12 月 27 日 21:30 就诊。10 年前出现活动时胸闷、气急，当地三级医院就诊，曾做心脏彩超等检查，诊断为"风湿性心脏病、二尖瓣狭窄、心房纤颤、心功能不全"，建议行"二尖瓣置换术"，因经济原因未手术治疗，平时服地高辛片 0.125mg、qd，阿司匹林 0.1、qd，呋塞米 20mg、qd，螺内酯 20mg、qd。就诊前 2 小时（2015 年 12 月 27 日 19:30）突发左下肢麻木无力，当日 21:00 出现胸闷不适，无头痛、头晕、呕吐、大小便失禁。查体：T 36.7℃，P 80 次 / 分，R 21 次 / 分，BP 100/70mmHg，疼痛评分 3 分。意识清，伸舌居中，口唇轻度发绀，颈静脉无怒张。两肺呼吸音粗，两肺底可闻及湿啰音，HR 84 次 / 分，心律不齐，心音不等，心尖部可闻及 DM Ⅳ/6 级杂音。腹部软，无压痛、反跳痛。双下肢无水肿，皮肤颜色正常，皮温正常，足背动脉搏动正常。四肢肌力正常，病理征阴性。急诊行头颅 CT 检查未见明显异常。心电图（图 27-1）提示：房颤，Ⅱ、Ⅲ aVF ST 抬高 0.3～0.4mV，V_1～V_6 ST 抬高 0.1～0.2mV，V_1 可见 q 波。立即口服阿司匹林 300mg，氯吡格雷 600mg，瑞舒伐他汀钙 20mg，并抽血送验，同时建议行急诊 PCI 手术，患者家属拒绝。22:45 出现抽搐，意识丧失，

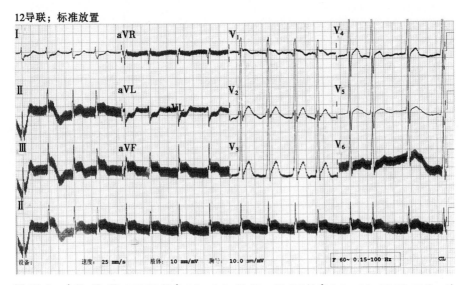

图 27-1　房颤，Ⅱ、Ⅲ aVF ST 抬高 0.3～0.4mV，V_1～V_6 ST 抬高 0.1～0.2mV，V_1 可见 q 波

心电监护提示"室颤",立即电除颤,复查心电图(图 27-2):房颤,Ⅱ、Ⅲ aVF ST 抬高 0.2～0.5mV,V_1～V_6 ST 段抬高 0.2～0.7mV,频发室性期前收缩,短阵室速。反复除颤 3 次,恢复房颤心律。此时意识清醒,诉胸闷,BP 76/50mmHg,心率 120 次 / 分,11:39PM 复查 ECG (图 27-3),V_1～V_6 ST 较 10:50 已明显回落。患者因经济原因,拒绝用主动脉内球表反搏术 (IABP)。应用多巴胺等升压药物,生理盐水 38ml＋多巴胺 120mg,ivvp,8mg/h;静脉泵入欣维宁 8mg/h。化验结果:21:38,血常规:白细胞 $5.4×10^9$/L,中性粒细胞 61.7%,血小板数目 $98×10^9$/L,白细胞数 $5.4×10^9$/L,血红蛋白浓度 141g/L。GOT 27U/L。BUN 7.8mmol/L Cr 102μmol/L。K 3.1mmol/L。2015 年 12 月 27 日 21:47 心肌酶谱常规检查:谷草转氨酶 27U/L,乳酸脱氢酶 224U/L,磷酸肌酸激酶 85U/L,肌酸激酶同工酶 18U/L。凝血功能正常。超敏

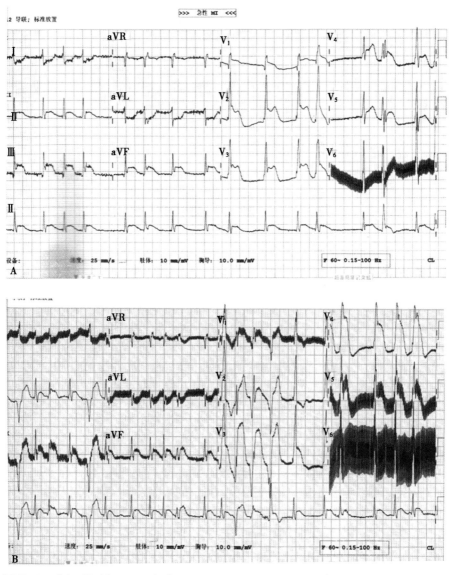

图 27-2 房颤,Ⅱ、Ⅲ aVF ST 抬高 0.2～0.5mV,V_1～V_6 ST 段抬高 0.2～0.7mV,频发室性期前收缩,短阵室速

肌钙蛋白:(TnT):265ng/L(参考范围 0~14.0ng/L),给予补钾等对症治疗。28 日 0:50,复查 TnT 5758ng/L,心肌酶谱常规检查:谷草转氨酶 4127U/L,乳酸脱氢酶 910U/L,磷酸肌酸激酶 3101U/L,肌酸激酶同工酶 561U/L。血 K+4.0。此时家属要求行 PCI 治疗,4:30 送 DSA,BP 88/68mmHG,HR 147 次 / 分,R 20 次 / 分,SPO$_2$ 100%。此后患者胸闷减轻,无左下肢麻木酸胀感等不适。

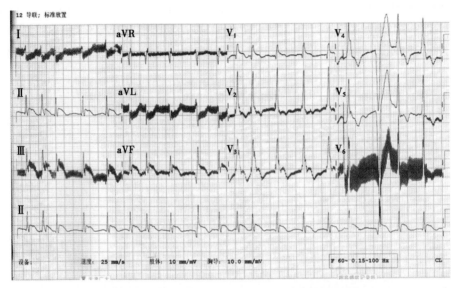

图 27-3　复查心电图,V$_1$~V$_6$ ST 较前已明显回落

【治疗过程及思路】

4:30 进入导管室行冠状动脉造影(CAG)。右桡动脉穿刺,肝素 5500U。CAG 示:左主干未见明显异常,前降支及回旋支未见异常,右冠状动脉中段及锐缘支近段可见大量血栓(图 27-4),TIMI 血流 3 级,各段血管未见明显狭窄。JR 4.0 指引导管送至右冠状动脉口,冠状动脉内注射欣维宁 12ml,并静脉持续泵入欣维宁 8mg/h,反复用 EXPORT XP 抽吸导管抽吸近中段血栓,抽出少许血栓。复查造影显示:右冠状动脉中段及锐缘支未见狭窄,血栓消失,右冠状动脉远段血栓栓塞,TIMI 血流 0 级(图 27-5)。反复抽吸不能抽出右冠状动脉远段血栓,多次冠状动脉内注射欣维宁共 20ml,硝酸甘油 100μg,并尝试 SPRINTER 1.25mm×10mm,2.5mm×10mm 球囊在远段血栓处来回滑动,远端血栓位置无变化,TIMI 血流仍 0 级(图 27-6)。结束手术。

此时无胸痛、胸闷症状,BP 91/64mmHg,HR 108 次 / 分,两肺底闻及少许湿啰音。仍用多巴胺维持治疗,生理盐水 38mg + 多巴胺 120mg,8mg/h,欣维宁 8ml/h、ivvp,硝酸甘油 5mg。术后复查 ECG(图 27-7):Ⅱ、Ⅲ aVF ST 抬高 0.05mV,Ⅲ avF T 倒置,V$_1$~V$_5$ ST 回到等中位线。T 波双向,V$_3$R~V$_5$R qR 型 ST 抬高 0.05mV,T 倒置,V$_7$~V$_9$,ST 压低 0.05mV。此后患者无胸闷不适,左下肢无麻木酸胀感。血压维持在 95~110/60~70mmHg。

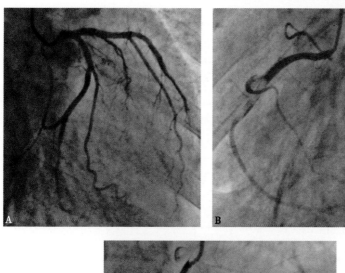

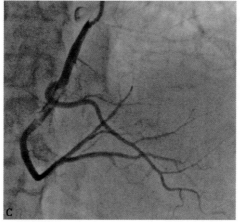

图 27-4 A 图显示主干未见明显异常,前降支及回旋支未见异常;B 图显示右冠状动脉中段及锐缘支近段可见大量血栓

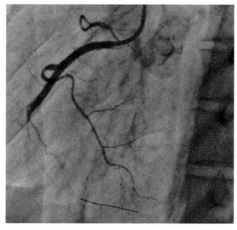

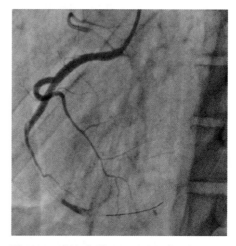

图 27-5 右冠状动脉中段及锐缘支未见狭窄,血栓消失,右冠状动脉远段血栓栓塞,TIMI 血流 0 级

图 27-6 复查造影显示远端仍有血栓,远端 TIMI 血流仍 0 级

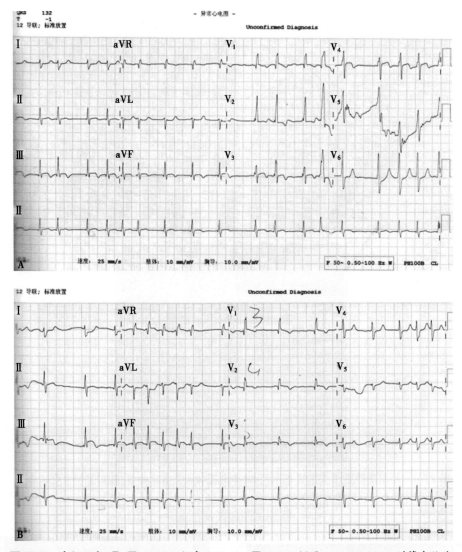

图 27-7 房颤心率，Ⅱ、Ⅲ aVF ST 抬高 0.05mV，Ⅲ aVF T 倒置，V_1～V_5 ST 回到等中位线，T 波双向，V_3R～V_5R qR 型 ST 抬高 0.05mV，T 倒置，V_7～V_9，ST 压低 0.05mV

　　2015 年 12 月 28 日 14:00，出现右上腹痛，追问病史，患者有胆石症史，午餐进食油腻食物。查体 BP 101/66mmHg，SO_2 100%，R 21 次 / 分，HR 116 次 / 分，两肺底少许湿啰音，剑突下及右上腹有压痛，无反跳痛。14:10 复查 ECG（图 27-8）：心室率 116 次 / 分，房颤 V_1～V_4 T 波倒置加深。15:18 再次复查心电图（图 27-9），未见新的 ST 抬高。复查血常规：白细胞计数：11.2×10^9/L，中性粒细胞分类：85.8%，血小板计数：111×10^9/L；急行生化全套：总胆红素：68.6μmol/L，结合胆红素：26.5μmol/L，非结合胆红素；42.1μmol/L，门冬氨酸转移酶：849IU/L，谷丙转氨酶（急）：114IU/L，谷氨酰转肽酶：130IU/L，肌酐（急）：122.7μmol/L，尿素氮（急）：10.19mmol/L，超敏 C 反应蛋白：45.46mg/L。急诊肌钙蛋白 I > 100.00mg/L；D 二聚体 2453.0ng/ml，NT-proBNP 22 241pg/ml（参考值 0～125pg/ml）；血脂正常。急查 CTA 未见肠系膜动脉栓塞，胆囊结石并胆囊炎。

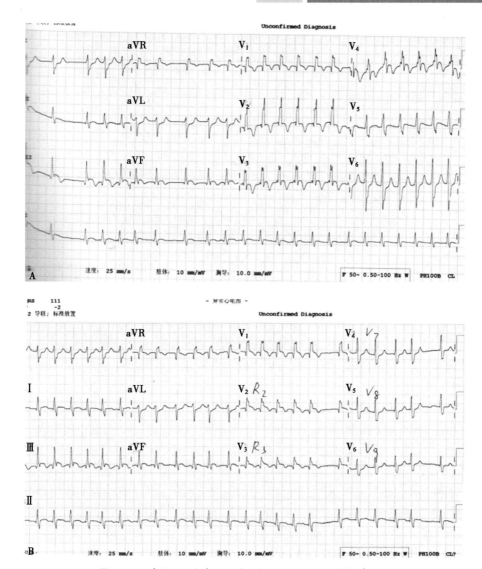

图 27-8 房颤，心室率 116 次 / 分，$V_1 \sim V_4$ T 倒置较前加深

应用亚胺培南西司他汀钠（亚胺培南 / 西司他丁）1.0g、q8h，抗感染。22:50，BP 87/47mmHg，心率快，154 次 / 分，给予去甲肾上腺素针代替多巴胺升压；22:50，心率突然加快至每分钟 200 余次，心电监护示：室速，且血压进行性降低，最低至 62/54mmHg，予以电复律及胺碘酮恢复房颤心律，予气管插管，机械通气治疗，测血气分析，提示：代谢性酸中毒，予 5% 碳酸氢钠针纠正酸中毒，予多巴酸丁胺针强心。患者尿少，予利尿治疗。至 23:45，血压上升至 97/77mmHg，心率降至 99 次 / 分，SpO_2 维持 98%～100%。12 月 29 日 3:24，家属放弃治疗。

诊断思维：冠状动脉栓塞是指各种来源的栓子脱落进入冠状动脉，造成冠状动脉闭塞，局部血流中断，从而引起相应的心肌缺血坏死。冠状动脉栓塞引发的心肌梗死属于继发性心肌梗死。一般具有以下特点：①典型胸痛以及心肌梗死的特征性心电图，心肌损伤标志物改变；②有感染性心内膜炎赘生物、人工瓣膜置换术后、风湿性心脏病二尖瓣狭窄左房附壁血栓及非瓣膜病合并房颤、卵圆孔未闭及左房黏液瘤等病因；③易合并系统性栓塞性疾

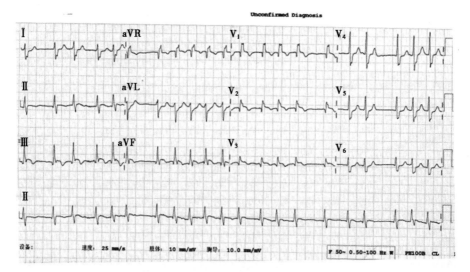

图 27-9   复查心电图未见新的 ST 抬高

病；④冠状动脉造影的特征性表现：如某支冠状动脉突然中断而其他血流通畅，无冠状动脉粥样硬化斑块，无恰当的侧支循环，抽吸后血栓易向冠状动脉远端移动；⑤常不伴有冠心病的易患因素。

本例患者：①男性，49 岁，风湿性心脏病瓣膜病、二尖瓣狭窄、心房纤颤、心功能不全病史，未正规抗凝治疗；无高血压、糖尿病病史，无吸烟史，血脂正常，无冠心病家族史等冠心病危险因素。②患者有胸闷，心肌酶学有明显升高；心电图有下壁前壁动态心电图演变，并出现室颤，考虑与前壁心肌梗死有关，前壁心电图 ST 抬高短时间内迅速回落，下壁没有明显回落，冠状动脉造影左冠未见明显异常，考虑前降支血栓自溶，当然也不能完全排除血管痉挛或心肺复苏后表现。右冠状动脉中段及锐缘支血栓，右冠状动脉远端未见狭窄，血栓抽吸后，血栓移至右冠状动脉远端，右冠状动脉中段及锐缘支未见狭窄。故考虑冠状动脉栓塞可能性大。③患者主诉突发右下肢麻木酸胀感，后症状缓解。考虑应用抗血小板抗凝治疗后下肢动脉血栓移行至血管远端或血栓溶解后症状缓解。脑 CT 正常，不考虑脑血管血栓栓塞。④患者进食油腻食物后出现上腹痛，CTA 排除了肠系膜动脉栓塞，诊断胆石症合并急性胆囊炎。

【诊断】

①冠心病急性下壁、前壁心肌梗死，室速，室颤；②风湿性心脏病瓣膜病、二尖瓣狭窄、心房纤颤、心功能Ⅲ级；③左下肢动脉栓塞？④急性胆石症并急性胆囊炎。

【问题及讨论】

患者诊断急性下壁心肌梗死，从发病（21:00）到就诊（21:30），第二天 4:30 进导管室，已 7.5 小时，但血流动力学不稳定。急诊 CAG 是合适的策略。①冠状动脉造影：右冠状动脉中段及锐缘支近段可见大量血栓，属于高负荷血栓，故进行了血栓抽吸。不幸的是血栓脱落到了血管远端。②血栓脱落至右冠状动脉远段，应用球囊通过顺利，但远端仍无血流。

③术中冠状动脉内应用替罗非班(欣维宁)、硝酸甘油,静脉应用替罗非班,并充分肝素化。④术后一般情况尚可,血压由多巴胺可以维持。⑤风湿性心脏病瓣膜病、二尖瓣狭窄、心房纤颤、心功能不全。有胆石症史,午餐进食油腻食物,诱发急性胆囊炎。感染加重心衰,当晚又出现室速室颤,加重病情。

关于血栓抽吸,预防血栓脱落主要有以下几方面:①回撤抽吸导管时保持持续且足够的负压;在抽吸导管接近病变时开始抽吸,并缓慢前送;注意注射器内抽吸出血液情况,如果不再抽吸血时可能抽到大的血栓,负压下撤出导管,冲洗干净后再次送入抽吸;抽吸导管不要送得过远,一定要在血栓处抽吸。强调负压下缓慢前进、负压下缓慢后退、多吸几次。②如果血管条件允许,尽可能选用大腔指引导管,如 7F 指引导管。③尽可能充分抽吸血栓,目前常用的抽吸导管在通过性和抽吸效果等方面各有优缺点,若血栓负荷重,可选择两种抽吸导管交替抽吸。④抽吸导管撤出体外后应充分排出指引导管内可能残留的血栓,最可能的方法是松开 Y 阀,使血液流出指引导管,避免血栓再打回去。⑤注意同时应用抗栓药物及充分肝素化。

【观点争鸣】

1. 患者诊断急性下壁心肌梗死,从发病(21:00)到就诊(21:30),第二天 4:30 进导管室,已 7.5 小时,但血流动力学不稳定。是否应该及早主动脉内气囊反搏术(IABP),急诊冠状动脉造影。

2. 冠状动脉造影,右冠状动脉 TIMI 血流 3 级,是否可以结束手术,抗凝抗栓治疗,一周后再复查 CAG。

3. 血栓脱落至远段,可否球囊扩张,挤压血栓,或支架植入,开通血流。如果植入支架,是否出现无复流。

【专家点评】

病史资料比较详尽,但是结局比较遗憾的一个病例。尽管结合患者临床病程演变过程高度推测房颤左心房血栓脱落引起冠状动脉、下肢动脉多发栓塞可能性大,但由于没有腔内影像检查和尸检结果,最终诊断尚有争议,并不能完全除外动脉粥样硬化致原位血栓形成可能。不过无论如何,针对风湿性心脏病、房颤患者,标准的抗凝治疗必不可少,正因为患者院外未接受正规的抗凝治疗,导致栓塞事件发生;冠状动脉栓塞的来源多来自于左心系统,也可能为少见病因来自于右心系统,如卵圆孔未闭、肺动静脉瘘等。通常栓塞靶器官包括冠状动脉、颅内动脉、肾动脉、肠系膜动脉及下肢动脉,一旦造影时发现截断征或多支病变异常闭塞,则需要考虑到冠状动脉栓塞的可能。

冠状动脉栓子的处理策略,与 STEMI 患者冠状动脉内血栓不同,因为栓子机化、质硬,血栓抽吸操作时一定要防范栓子移位或向远端栓塞;当抽吸困难时,使用带网支架或普通支架将栓子挤压至血管壁间亦有少量报道。针对此类患者,需要进一步寻找栓子来源,防止进一步栓塞,并且需要清楚地认识到,此类患者的栓塞部位往往为多发栓塞或反复栓塞,不可顾此失彼,忽略了其他系统的诊治。

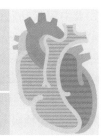

病例 28
左主干分叉病变 BSKT 术式处置

【病史介绍】

患者男性，58 岁，主因"活动后胸闷、胸痛 1 月余，加重 3 天"入院。患者 1 月余前于活动后出现胸闷、胸痛，疼痛位于心前区，无后背及肩部放散，休息可缓解，持续时间约 2～3 分钟，无大汗、头晕、头痛、恶心、呕吐及夜间发作性呼吸困难，患者未住院及给予药物治疗。3 天前患者活动后再发胸痛，来我院行冠状动脉 CTA 示左主干中至重度狭窄（图 28-1），以"冠心病、不稳定型心绞痛"收入我科。

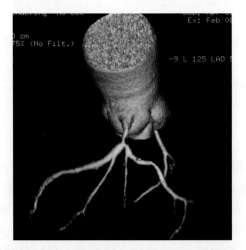

图 28-1　冠状动脉 CTA 示左主干中至重度狭窄

既往史：既往支气管哮喘病史 10 余年，目前给予布地奈德粉吸入剂；高脂血症病史 1 月余；双侧颈动脉粥样硬化病史 8 月余；否认"高血压病"、"糖尿病"等病史，吸烟史 20 余年，每天 10 余支，已戒 6 年，偶有饮酒，量 50～200ml 不等。

入院时查体，体温 36.5℃，脉搏 80 次 / 分，呼吸 18 次 / 分，血压 120/80mmHg。其余体格检查无特殊。ECG：窦性心律，不完全性右束支传导阻滞。实验室检查：尿酸 516.9μmol/L↑、钠 146.7mmol/L↑，谷草转氨酶 41.8U/L↑，余化验结果未见明显异常。心脏超声大致正常，LVEF：52%。

分析患者 CTA 图像资料见：LM 体部及末端呈重度狭窄，呈向心性，以末端更为严重（图 28-2）；LM 斑块移行至 LAD 开口部一侧，LAD 开口部管腔尚可，LAD 中远段未见异常

（图 28-3）；LCX 起始部血管嵴明显，估测存在狭窄（图 28-4），排除错层伪影干扰后，RCA 未见明确异常（图 28-5）。

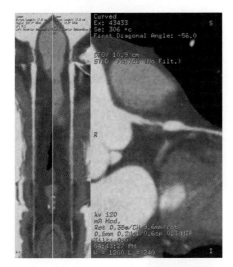

图 28-2 CTA 示 LM 体部及末端呈重度狭窄

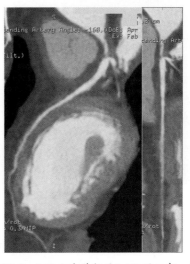

图 28-3 LM 斑块移行至 LAD 开口部一侧

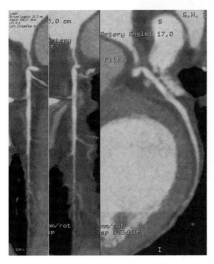

图 28-4 LCX 起始部血管嵴明显

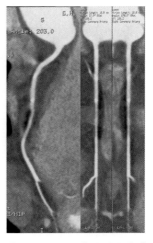

图 28-5 RCA 未见明确异常

给予标准双抗调脂等治疗、完善术前准备后，于入院次日行冠状动脉造影，基于 CTA 资料提供的信息，提示患者为左主干末端分叉病变，可能需采用双支架术式，故采取经股动脉途径，造影可见：LM 体部及末端弥漫狭窄，末端狭窄率约 95%（图 28-6、图 28-7），因体位展开困难，LAD 及 LCX 开口部目测正常，尚需腔内影像进一步评估；LAD 及 LCX 近、中、远段均未见明确狭窄；RCA 未见异常（图 28-8）。患者 LM 末端呈重度狭窄，向家属建议可选择搭桥，患者及家属强烈拒绝，故决定进一步行 IVUS 检查，以决定具体术式。

更换 7F XB 3.5 指引导管，将 BMW 指引钢丝送至 LAD 远端，将另一根 BMW 指引钢丝送至 LCX 远端，选择 2.0×12mm 球囊对 LM 体部及末端狭窄最重处预扩张（图 28-9），提高 IVUS 导管通过性，复查造影显示 LM 末端狭窄处明显改善（图 28-10），之后行 IVUS 检查。

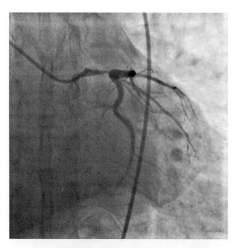

图 28-6 足位造影图像

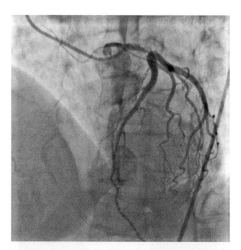

图 28-7 左肩位造影图像

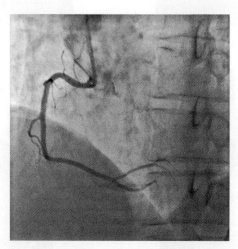

图 28-8 RCA 未见异常

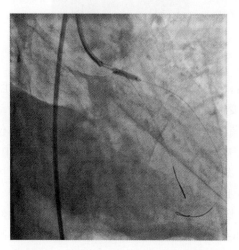

图 28-9 以 2.0×12mm 球囊对 LM 预扩张

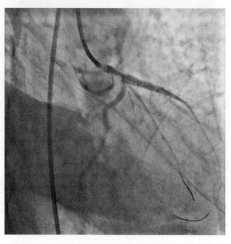

图 28-10 复查造影显示 LM 狭窄明显改善

IVUS 结果显示：LAD 近段未见明确斑块负荷，LAD 开口部管腔尚可，但界嵴对侧壁可见 LM 斑块蔓延（图 28-11）；LCX 开口部及近段未见明确斑块负荷（图 28-12）；LM 全程可见管腔狭窄，以末端最为严重，估测 LM 最狭窄处管腔面积 4.8mm^2，min D 为 2.2mm，max D 为 2.7mm，斑块负荷为 81%（图 28-13），LAD 开口部 min D 为 4.2mm，max D 为 4.8mm，斑块负荷为 25%。LCX 开口未见斑块。患者病变示意图（图 28-14）。IVUS 提示 LM 末端斑

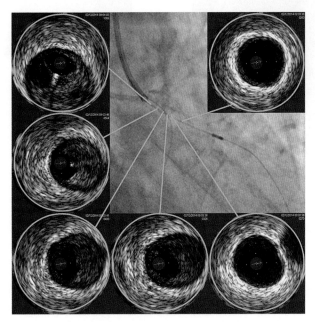

图 28-11　LAD-LM 血管内超声图像

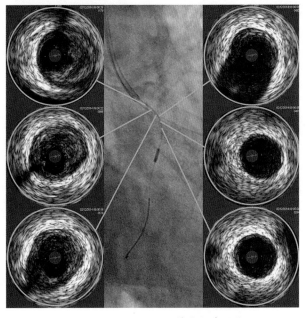

图 28-12　LCX-LM 血管内超声图像

块负荷较重，斑块延伸至 LAD 开口部，LCX 开口部未见斑块，故决定采取单支架术式，即在 LM-LAD 植入支架，LCX 采用预置球囊保护。

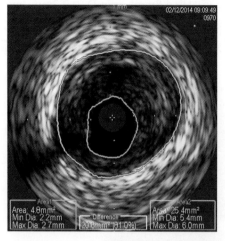

图 28-13　LM 最狭窄处 IVUS 测量图像

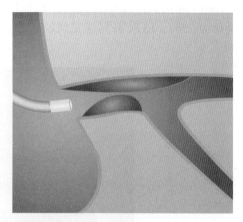

图 28-14　患者 LM 病变斑块分布示意图

先采用 2.5mm×12mm 球囊对 LM-LAD 病变再次扩张，再将 2.5mm×12mm 球囊预置于 LM-LCX 近段，将 4.0mm×18mm 支架（resloute）置于 LM-LAD 近段，支架完全覆盖病变的同时，使预置球囊有效阻挡 LM 末端斑块及血管嵴移位，防止 LCX 开口部受压（图 28-15）。定位精确后，将支架与预置球囊同时以命名压对吻扩张（图 28-16），复查造影显示 LCX 开口部未见明确受压后，撤除 LCX 内的预置球囊及导丝，略回撤支架球囊后再以 16atm 扩张成形（图 28-17），拔除两球囊后造影显示，LM-LAD 病变处成形满意，未见残余狭窄，LCX 未见受累。

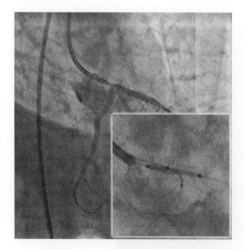

图 28-15　BSKT 术式支架定位

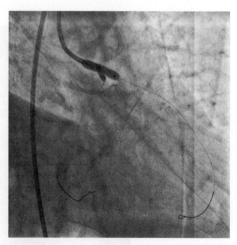

图 28-16　支架及预置球囊同时以命名压对吻扩张

决定再以 IVUS 评估支架贴壁情况，见支架贴壁不良。选用 5.0×20mm 球囊（Sterling）以 18atm 扩张成形。复查 IVUS 示支架贴壁满意，边缘未见夹层（图 28-18）。复查造影显示治疗效果满意，结束手术（图 28-20）。

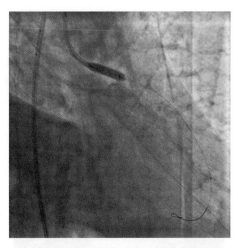

图28-17 预置球囊撤出后再次扩张支架

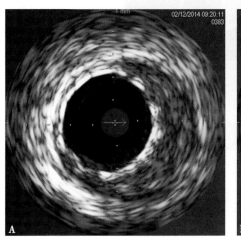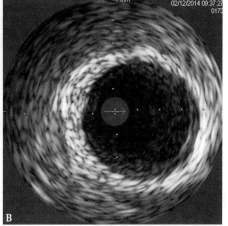

图28-18 A. IVUS示支架贴壁良好;B. 边缘未见夹层

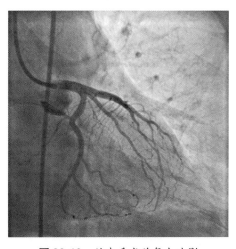

图28-19 结束手术前复查造影

　　术后入 CCU 执行冠状动脉术后常规治疗，考虑患者为左主干病变，为防止血栓事件发生，出院时嘱患者除标准双联抗血小板治疗不少于 12 个月外，于术后 3 个月内加用西洛他唑 50mg 口服 bid。约定术后 9 个月复查造影，因患者原因未能来院复查，术后 14 月患者行 CTA 检查，提示 LM-LAD 支架成形良好，未见再狭窄，LAD 及 LCX 未见明确有意义改变（图 28-20），再次通知患者回院复查造影了解病变情况，尚未得到明确回应。

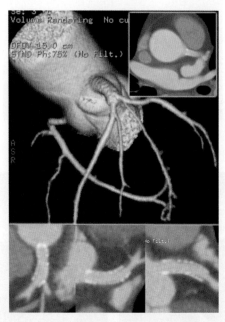

图 28-20　术后 14 个月复查 CTA 图像

【问题及讨论】

　　本病例中，采用的为单支架术式，即在 LM-LAD 病变处行 crossover 术式，但与经典的边支保护技术不同的是，本例采用主支支架与边支预置球囊同时对吻扩张的方法，以有效减少血管嵴及斑块的移位。

　　经典的拘禁球囊技术 JBT 即在主支支架释放前预先于边支开口部预置小球囊，当主支支架释放时，边支预置球囊被挤压于支架外侧边支开口中，以抵消主支支架释放时所致斑块移位及血管嵴移位。此时造影观察，若边支血流通畅，则撤出边支预置球囊；若边支闭塞或血流明显受到影响，则可以立刻扩张边支球囊以恢复血流，之后再重新交换导丝，根据边支受累情况制定补救性治疗方案（图 28-21）。

　　BSKT（balloonstent kissing technique）术式（国外亦称为 sideballoonstenting）是基于拘禁球囊技术进行改进的一种术式，BSKT 的方法为：主支支架与边支预置球囊同时以额定压力对吻扩张，主支球囊撤出后造影评估边支通畅情况，视情况决定撤出边支球囊，交换导丝后再以较高压力扩张主支支架使其充分贴壁（图 28-22）。该术式可取得良好的边支保护效果。

　　1. BSKT 的操作步骤及技术要点

　　步骤一：主支及边支分别送入导丝。边支导丝尽量不用超滑或者涂层导丝，以减少涂层脱落或者导丝损伤风险。

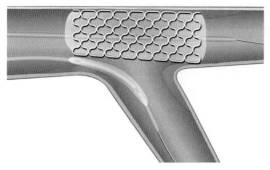

图 28-21 经典的拘禁球囊技术示意图

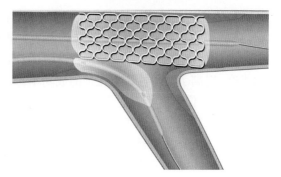

图 28-22 BSKT 技术示意图

步骤二：主支病变进行预扩张。该术式主要是对于主支近端偏粗、远端稍细，而边支开口斑块负荷不重的分叉病变，因此，并不要求边支必须预扩张。

步骤三：边支预置球囊，主支支架精确定位。边支球囊不宜过粗，以减少支架外涂层损伤，个人感觉球囊 mark 略短于支架近段为好，以减少支架近段撕裂夹层的风险，且不增加球囊无法撤回的风险。

步骤四：主支、边支同时扩张。与其他术式不同的是，主支支架扩张时，边支球囊同时以额定压扩张对吻，此时主支支架扩张压力不要超过额定压力。

步骤五：观察边支受累情况。两个球囊抽瘪，此时需要冒烟或者电影证实边支有无受累，一旦发生边支严重受累，则可以迅速转换为双支架技术。

步骤六：撤除边支球囊，送入主支球囊。撤离边支球囊，而主支球囊需要再次精确定位，以防止前述操作时导管、导丝移动造成的主支球囊大幅移动。

步骤七：主支球囊后扩张。当然若不放心的话，可以 rewire 后再扩张，用原球囊还是非顺应性球囊根据病变情况，当然，POT 技术必须不能忘掉，推荐使用 IVUS 指导。

步骤八：再次造影观察最终效果。

2. 策略反思 对于左主干末端分叉病变，当病变不累及 LCX 开口部时循证医学证据更支持主支单支架，必要时再对边支植入支架，即必要时支架（provisional stenting）策略，边支的重要性取决于它的直径及其供血范围，血管的直径和长度决定了其供血范围大小。预测边支闭塞的主要因素包括：边支开口狭窄程度、分叉部斑块负荷及分布部位、分叉夹角等。传统的边支保护技术为在主支植入支架时，留置导丝于边支内，即导丝保护技术，但是，即使使用导丝保护边支，仍然有不少病例的边支血流受到影响。因此，边支是否得到有效保护成为实施必要时支架术的主要顾虑。

一旦主支支架植入后边支急性闭塞，则手术风险加大，对于导丝保护技术下的边支受损或急性闭塞，紧急的处理策略是以保护导丝作为路标重新 rewire 导丝，之后再穿过支架网孔开通边支。边支急性闭塞时导丝可能无法进入边支，此时也可以采取掘进球囊技术，即沿原保护导丝在主支支架壁外送入小球囊至边支开口，对边支进行扩张，以紧急开通边支血管、恢复边支血流，减少粗大边支急性闭塞导致的风险。而即使如此，当病变部位严重钙化、明显迂曲成角时，掘进球囊仍无法进入，而且作为补救性技术，掘进球囊可能使主支支架明显不规则变形，使再次 rewire 难度加大，因此，国内有学者提出，补救性掘进球囊时需于主支支架远端预置一枚球囊，以保证主支支架通畅。

　　与传统的导丝保护技术相比，拘禁球囊技术减轻主支支架所致的血管嵴移位及斑块推压，降低了边支急性闭塞的风险，当边支严重受累时，由于边支预置球囊可以立刻扩张，从而快速恢复边支血流；另外，预置球囊的存在降低了导丝通过主支支架网眼进入边支血管的难度，提高了补救性边支保护的成功率。尤其适用于高危患者左主干分叉病变 PCI。

　　腔内影像学对于左主干分叉病变的介入治疗必不可少，其在术前可以用于病变评估、斑块观察、精确测量参考血管直径，当改变策略拟实施双支架术式时，可以用来指导 rewire 网孔位置，主支支架释放后可以评估支架膨胀情况、贴壁情况等，边支受累时或支架边缘造影异常时可以用以观察究竟是夹层、血栓还是组织脱垂。

【观点争鸣】

　　A：该病例处理难度不大，但是对于手术策略要求较高，虽然术前有 CTA 资料可供参考，但是造影体位也非常重要，很明显这例左主干末端分叉病变的最佳观察体位是充分展开的蜘蛛位，而术者显然未将该体位充分展开，影响了造影观察，尤其是 LCX 开口部的观察。

　　B：是的，虽然有腔内影像学支持，但是，不可以忽略造影体位对病变观察的作用，蜘蛛位如果展开的更好一些，可能对于病变的认识会更深入。

　　C：该患者为高危 LM 病变，术后管理也很重要，需要了解抗血小板效能，并适当延长双抗时间。

　　D：对于该手术术式，采用 CTA 进行随访是远远不够的，建议劝说患者造影复查，以减少院外心血管不良事件发生的可能。

【专家点评】

　　左主干病变需要使用 IVUS 辅助进行术前病变判断和术后支架评估，而对于左主干分叉病变的术式来讲，需要取决于分叉病变的解剖结构、斑块分布情况及分叉角度等，甚至于还要对可能存在中间支的"四分叉""五分叉"病变进行宏观考虑，确保每个有意义分支均得到有效保护，因此，对手术器械的选择、手术术式的采用、支架策略的改变、腔内影像学的应用、围术期抗栓策略均了然于胸，总之，保证良好的支架贴壁和边支通畅是左主干治疗的关键。

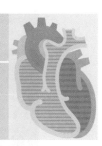

病例 29
冠状动脉瘤合并冠状动脉 - 肺动脉瘘介入治疗并长期随访病例

【病史介绍】

患者女性,67 岁,因活动后胸闷气短 5 年于 2013 年 10 月 14 日入院。患者稍微活动即感胸闷不适,日常活动受限。既往高血压病史 6 年,血压最高为 180/110mmHg,口服用药不规律,血压控制不佳;高脂血症病史 10 年,未予药物干预;患者曾于 2012 年 4 月 25 日体检时冠状动脉 CTA 示:冠状动脉瘤伴冠状动脉 - 肺动脉瘘(图 29-1、图 29-2),未行任何治疗。入院时查体:血压 180/100mmHg,心率 71 次 / 分,听诊双肺呼吸音清,未闻及干、湿性啰音,胸骨左缘第三肋间可闻及 3/6 级连续性杂音;心电图示:一度房室传导阻滞,ST-T 改变;超声心动图:各房室结构及大小未见异常,LVEF:53%。

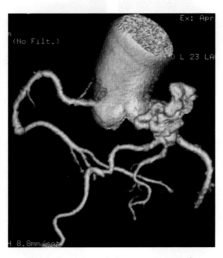

图 29-1 冠状动脉 CTA:VR 图像

入院后给予降压、调脂、抗凝、抗血小板治疗,以 TIG 导管行冠状动脉造影示:左主干较短,左回旋支未见明确狭窄(图 29-3);左前降支(LAD)近段可见类圆形动脉瘤,并可见迂曲瘘管向肺动脉区域走行,间隔支开口以远的 LAD 管径较细,且显影浅淡(图 29-4、图 29-5);右冠状动脉未见明确异常(图 29-6)。

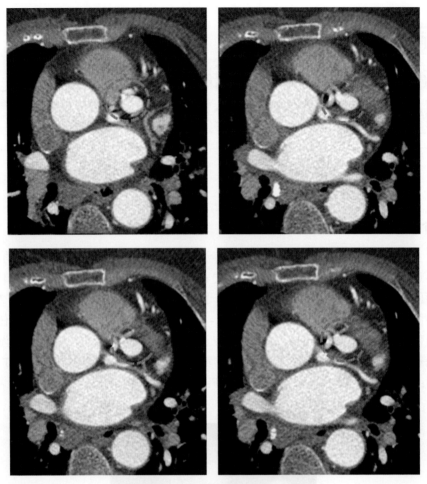

图 29-2　冠状动脉 CTA：断面图像

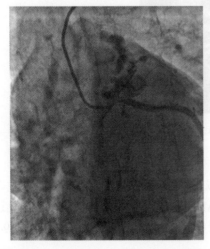

图 29-3　左主干较短,左回旋支未见明确狭窄

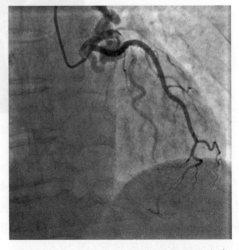

图 29-4　LAD 近段可见动脉瘤及迂曲瘘管

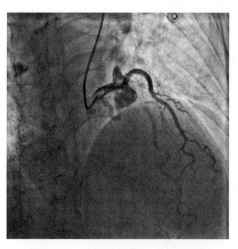

图 29-5　LAD 管径较细，显影浅淡

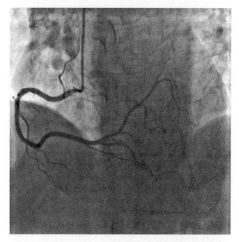

图 29-6　右冠状动脉未见异常

　　将 JL4 导管超选择至 LAD 开口部再次造影，进一步多角度观察，充分显示动脉瘤与 LAD 的毗邻关系，见 LAD 近段发出粗大间隔支（图 29-7），间隔支发出约 5mm 后即移行为类圆形动脉瘤，动脉瘤顶端发出迂曲瘘管与肺动脉主干相连（图 29-8），间隔支开口以远的 LAD 显影浅淡（图 29-9），考虑与粗大的冠状动脉 - 肺动脉瘘窃血有关。

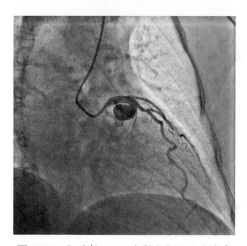

图 29-7　超选择 LAD 造影充分显示动脉瘤

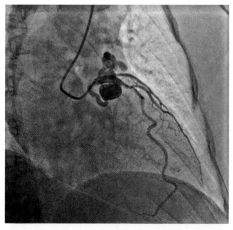

图 29-8　动脉瘤发出迂曲瘘管与肺动脉主干相连

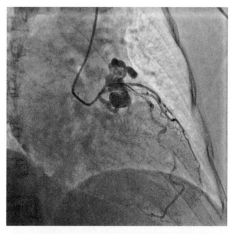

图 29-9　LAD 被窃血，显影浅淡

【病情分析】

因患者有明确不适主诉，造影显示 LAD 被窃血致显影浅淡，故具备手术治疗适应证，目的为减少分流、增加 LAD 灌注。粗大间隔支开口近段及开口以远的 LAD 管径相差悬殊，使用覆膜支架对冠状动脉瘤合并冠状动脉 - 肺动脉瘘进行隔绝，可能因内漏存在导致治疗失败。因此决定一期手术栓塞迂曲瘘管，若复查时动脉瘤内已形成血栓并已机化，则不进一步干预，若动脉瘤仍然存在，则进行二期手术—支架辅助下的动脉瘤栓塞术。

与家属沟通后，使用 EBU 指引导管，将 2.6F 微导管在 0.018in 微导丝引导下送至动脉瘤腔内（图 29-10），之后尝试将微导丝送入远端瘘管，因瘤腔巨大，未获成功（图 29-11）。

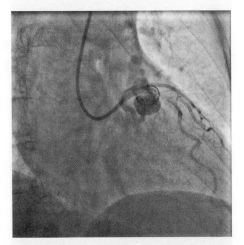

图 29-10　2.6F 微导管进入动脉瘤腔内

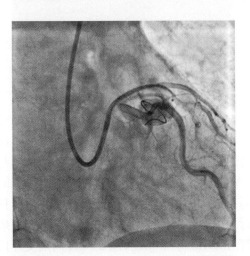

图 29-11　因瘤腔巨大，微导丝无法进入瘘管

遂使用微导管在动脉瘤内造影，以暴露可显示瘘管切线位的最佳体位（图 29-12），成功将微导丝送至远端瘘管内（图 29-13），继续前送导丝以获得更佳支撑力（图 29-14），再跟进微导管，使微导管进入远端瘘管（图 29-15）。

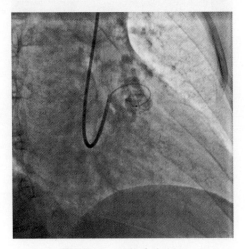

图 29-12　调整最佳体位

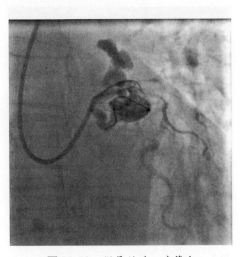

图 29-13　微导丝进入瘘管内

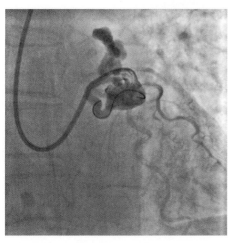

图 29-14 前送导丝以获得更佳支撑力

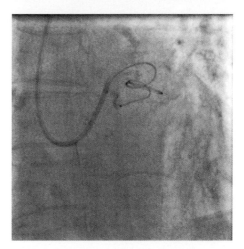

图 29-15 微导管进入瘘管内

造影证实微导管在迂曲瘘管内位置牢靠,并再次使用微导丝证实其头端不会弹出后,使用水冲法释放 0.018in 6-2 弹簧钢圈 1 枚至迂曲瘘管内(图 29-16),可见钢圈成形良好,观察 5 分钟后造影显示瘘管未被栓塞完全,仍可见大量分流(图 29-17)。

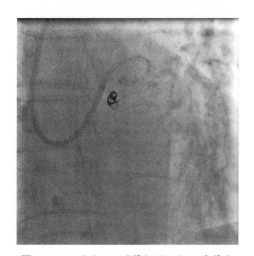

图 29-16 释放 6-2 弹簧钢圈 1 枚至瘘管内

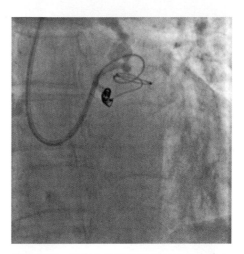

图 29-17 观察 5 分钟后造影仍可见瘘管大量分流

于是调整微导管位置,在前一钢圈缝隙内,再次释放 0.018in 6-2 弹簧钢圈 1 枚(图 29-18),复查造影显示瘘管内血流减慢(图 29-19),继续观察 5 分钟后重复造影,见瘘口完全封闭,瘘管内未再显影(图 29-20),此时可见动脉瘤内造影剂明显大量滞留(图 29-21),考虑动脉瘤内血栓形成,于是轻柔退出微导管以防止动脉瘤内血栓逆行栓塞 LAD。

以指引导管复查造影可见 LAD 中段及远段血流灌注增加(图 29-22、图 29-23),管径稍增粗,未再见造影剂向动脉瘤内充盈,结束手术。

术后 15 天复查冠状动脉 CTA 可见瘘口完全封闭,动脉瘤内造影剂显影浅淡(图 29-24)。术后给予强化降压等治疗,术后不适症状消失。

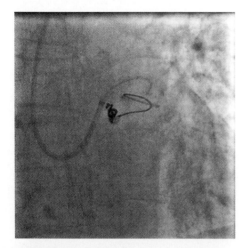

图 29-18 再次释放 1 枚 6-2 弹簧钢圈

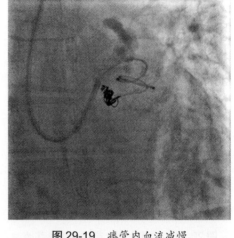

图 29-19 瘘管内血流减慢

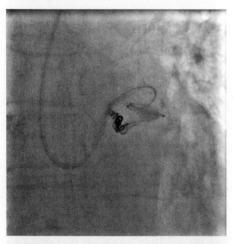

图 29-20 观察 5 分钟后瘘管内未再显影

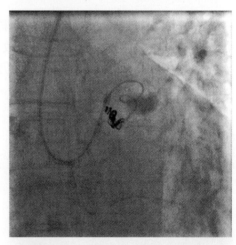

图 29-21 动脉瘤内造影剂大量滞留

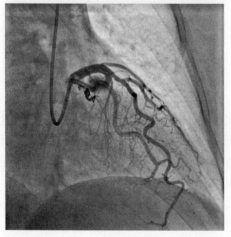

图 29-22 复查造影未见造影剂向动脉瘤内充盈

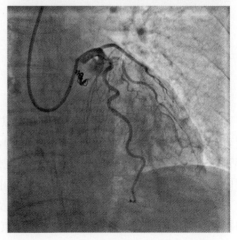

图 29-23 LAD 中段及远段血流灌注增加

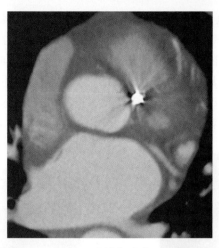

图 29-24 术后 15 天冠状动脉 CTA 断面图像

方法学：冠状动脉瘤通常是指冠状动脉局部血管直径大于相邻正常血管段直径的 1.5 倍，是一种少见的冠状动脉病变，在成年患者中，冠状动脉瘤的病因主要为动脉粥样硬化、川崎病、冠状动脉血管炎以及胶原血管病等，此外，在植入药物洗脱支架后，亦有可能形成局部冠状动脉瘤；冠状动脉 - 肺动脉瘘也是一种少见疾病，在成年人群中患病率约为 0.1%～0.8%，而冠状动脉瘤合并冠状动脉 - 肺动脉瘘则更为罕见，本例冠状动脉瘤合并冠状动脉 - 肺动脉瘘行部分性介入栓塞，一方面是想借助分次手术，先处理引起患者 LAD 窃血症状的冠状动脉 - 肺动脉瘘，通过改善动脉瘤内血流状态以期瘤腔内血栓形成，达到"不战而屈人之兵"的效果，另一方面原因为患者务农，基于经济原因不接受外科治疗建议及昂贵治疗手段。

术中制定的策略为使用较为便宜的非可控弹簧圈栓塞瘘管，主要依据为：瘘管迂曲成角，弹簧圈被冲刷到肺动脉端的风险小；瘘管近心端为动脉瘤，动脉瘤位于间隔支上，距离 LAD 有效距离长，弹簧圈返流致 LAD 误栓塞的风险小，故栓塞较为安全。

本例技术难点在于：①在粗大的瘤腔内寻找瘘管开口部非常困难，需仔细轻柔的多角度观察动脉瘤的切线位，将三维空间转化为二维平面，降低寻找瘘管开口部的难度。②当导丝进入瘘管后，需尽量使导丝深入瘘管远段，增加导丝支撑力，防止推送微导管时导丝弹出。③微导管跟进时，嘱患者深吸气后屏气，改变载瘤动脉角度，使微导管同轴性更佳后再间断施以推送力，以提高微导管推送性能。④释放非可控弹簧圈时，一定要反复证实微导管在位情况，防止因微导管头端移位导致误栓塞。⑤瘘管被封堵后需耐心观察数分钟，待瘘管内弹簧圈形成血栓后再评估是否追加栓塞，防止栓塞不足或栓塞过度。⑥及时评估瘤腔内血流变化情况，一旦瘘管被封堵，动脉瘤内血流迟缓后可能很快形成血栓，因此需防范潜在的血栓逆行栓塞 LAD。

术中风险及防范措施为：①防范动脉瘤破裂，动脉瘤破裂可能会破入心包、心腔，可能会导致急性事件，因此术者动作须轻柔，器械选择不宜过硬；②防止弹簧圈误栓塞或瘤腔内血栓逆行栓塞，建议在 LAD 内送入导丝进行保护，该例未使用导丝保护 LAD，为策略缺陷；③术后严格控制血压及其他危险因素，定期电话随访并指导治疗。

术后 9 个月患者行 CTA 检查，瘘口完全封闭，动脉瘤未见明确显示（图 29-25）。

邀请患者来京造影复查，于术后 12 个月造影显示：原弹簧圈形态与前次手术相同，未见明确移位及变形（图 29-26），左前降支（LAD）近段原粗大间隔支存在，为钝头残端（图 29-27），原动脉瘤腔已大部分闭合，隐约可见少量造影剂向原动脉瘤方向延伸（图 29-28）；原冠状动脉 - 肺动脉瘘已闭塞，未再见残余瘘管，可见细小新生侧支循环存在，无治疗价值；间隔支开口以远的 LAD 管径较前次手术明显增粗，显影正常；左回旋支未见明确狭窄。复查效果满意，继续院外密切随访患者。

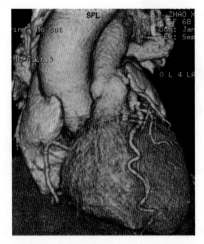

图 29-25　术后 9 个月 CTA 检查 VR 图像

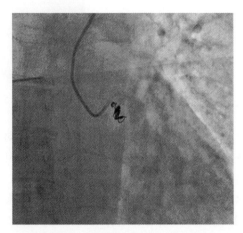

图 29-26　原弹簧圈未见移位及变形

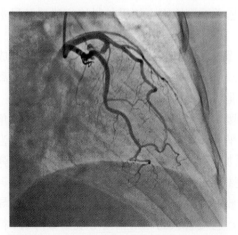

图 29-27　LAD 近段原粗大间隔支呈钝头残端

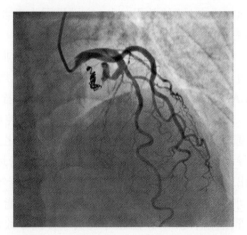

图 29-28　少量造影剂向原动脉瘤方向延伸

【问题及讨论】

冠状动脉瘤可能导致冠状动脉自发性破裂、冠状动脉夹层、远段心肌缺血或远段冠状动脉栓塞等不良后果，冠状动脉 - 肺动脉瘘可能因冠状动脉分流，出现瘘口窃血进而导致远段心肌缺血，也可能因长期动静脉短路引起左心室容量负荷增加而出现充血性心力衰竭等，据文献报道，同时合并有冠状动脉瘤和冠状动脉 - 肺动脉瘘的患者并不多见。

心前区可以闻及连续性杂音可以提示患有该病的可能,不同于动脉导管未闭的是,冠状动脉瘤合并冠状动脉 - 肺动脉瘘的杂音低于第 2 肋间,心电图及胸部 X 线检查对该病的诊断益处不大,超声心动图、CTA、冠状动脉造影及心导管检查可以明确诊断,并为选择手术方案提供详尽的信息。既往该病的检出率不高,自从 CT 等影像学设备得以普及,CTA 使得无论是单纯冠状动脉瘤、冠状动脉 - 肺动脉瘘或冠状动脉瘤合并冠状动脉 - 肺动脉瘘患者的检出率增加。

当分流量较低时,患者可能没有症状,当肺 / 体循环血流量比值(Qp/Qs)72 时,可以作为进行手术干预的指征,当出现窃血或分流引起的心肌缺血或心力衰竭时,也应该积极手术治疗。由于该病罕见,目前并无指南或共识来推荐治疗该类疾病的最佳策略。

此类疾病除了结扎或封堵冠状动脉 - 肺动脉瘘口外,去除动脉瘤瘤体也很关键。对于本例患者,入院主诉的主要原因是冠状动脉 - 肺动脉瘘窃血导致心绞痛,成功封堵瘘口后,因担心动脉瘤内血栓逆行倒灌进入 LAD 内造成冠状动脉栓塞,因此未再进一步隔绝冠状动脉瘤瘤体,术后随访期间一期手术已经成功缓解了患者的心绞痛症状,但是栓塞瘘管后可能会使动脉瘤内压力增大,存在瘤体继续增大或破裂的风险,因此必须适时进行复查造影,必要时采取二期手术,以防止瘤体破裂等并发症发生。幸运的是本例患者复查造影,动脉瘤内已经形成血栓并部分机化,故未再安排二期治疗。

在介入治疗过程中,需要多角度造影,结合术前 CTA 三维图像,了解冠状动脉瘤合并冠状动脉 - 肺动脉瘘的详细解剖结构,栓塞时应该根据患者的年龄、载瘤冠状动脉的形态、瘘口流入道的形态等特征来选择普通金属弹簧圈、可脱式电解微钢圈、血管塞等,输送装置应该尽量柔软,过于靠近冠状动脉 - 肺动脉瘘近段的栓塞可能因隐匿性冠状动脉侧支循环的存在导致病变复发,而过于靠近瘘管远端时,则可能使栓塞物越过瘘管,进入肺循环,出现异位栓塞等并发症;对于冠状动脉瘤,可以选择带膜支架隔绝或者弹簧圈栓塞,使用带膜支架时要精确控制球囊扩张压力,防止过度膨胀使瘤体破裂或膨胀不良导致内漏发生,而使用弹簧圈栓塞时,无论是宽颈或窄颈,均应该先植入闭环支架,再通过支架网眼释放弹簧圈,尽可能地减少载瘤冠状动脉被栓塞的可能。另外,还需要重视使用弹簧圈栓塞动脉瘤体后,瘤体被实性弹簧圈充填,存在一定的占位效应,势必存在挤压周围重要结构的可能;而本例手术采用栓塞迂曲瘘管后,试图使冠状动脉瘤体内形成血栓,待血栓机化后瘤体萎缩,复查造影实现了最初的预期,效果比较理想。

【专家点评】

冠状动脉瘤是一较少见的疾病,最早于 1761 年通过尸检发现,约占冠状动脉造影的 0.3%～5%,男女之比为 3∶1～4∶1。巨大动脉瘤(≥50mm)发生率在 0.02%。动脉瘤远端同时合并肺动脉瘘的更少见。动脉瘤分为真性动脉瘤和假性动脉瘤,血管内超声是鉴别真假动脉瘤的方法。本例没有做超声,很难确定是真性动脉瘤还是血管破裂后形成的假性动脉瘤。动脉瘤后续的风险主要是血栓形成、继发远端栓塞和破裂,治疗方法主要为保守、介入治疗(支架、弹簧圈等)及外科手术,对于大于 5mm、小于 10mm 的动脉瘤往往倾向于采取创伤更小的介入治疗,但是其远期疗效不肯定。

该患者主要处理了冠状动脉肺动脉瘘的问题,解决了患者心绞痛的症状。至于动脉瘤采取了保守的态度。在弹簧圈栓塞过程中,由于需要通过巨大动脉瘤再到达瘘的血管,操作上是非常困难的，术者通过微导管的支撑下成功到达远端，成功进行治疗。远端瘘血管成功弹簧圈封堵后由于血流减少，动脉瘤减少，通过复查证实是合理的一种处理方法，但是远期疗效需要进一步复查。

参 考 文 献

[1]　Morita H，Ozawa H，Yamazaki S，et al. A case of giant coronary artery aneurysm with fistulous connection to the pulmonary artery: a case report and review of the literature. Intern Med，2012，51：1361-1366.

[2]　Ipek G，Omeroglu SN，Goksedef D，et al. Giant right coronary artery aneurysm associated with coronary-cameral fistula. Tex Heart Inst J，2012，39：442-443.

[3]　Keyser A，Hilker MK，Husser O，et al. Giant coronary aneurysms exceeding 5cm in size. Interact CardiovascThoracSurg，2012，15：33-36.

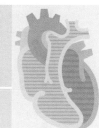

病例 30
STEMI 恢复期高负荷血栓处置

【病史介绍】

患者男性,39岁,主因"突发胸痛伴间断胸闷近2周"入院。患者2周前无明显诱因突发胸痛,伴胸闷不适,胸痛位于心前区以及胸骨后,伴有心悸、气促、胸部紧缩感,活动后加重,休息后未缓解。因恰逢春节,未予重视,上述症状间断发作,两周来以卧床为主。就诊于单位门诊部,给予阿司匹林、氯吡格雷口服后转诊来我院进一步诊治。我院门诊行冠状动脉 CTA 示:LAD 中段斑块形成(图 30-1),RCA 近中段闭塞(图 30-2),左室后下壁低密度,考虑缺血性改变。CTA 结果回报后立即收入我科。

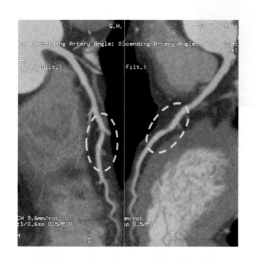

图 30-1　CTA 示 LAD 中段斑块形成

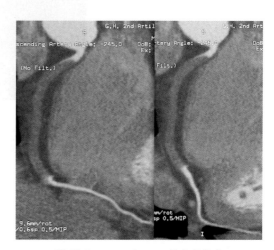

图 30-2　CTA 示 RCA 闭塞段较长

既往史:高血压病 5 年,长期口服"硝苯地平缓释片",血压控制尚可。高脂血症 4 年,长期口服"阿托伐他汀钙片",无吸烟史。入院后查体 T 36.5℃、P 59 次 / 分、R 18 次 / 分、BP 133/70mmHg。一般情况可,步入病房,神志清楚,检查合作。双肺未闻及明显干湿啰音。心界无扩大,节律齐,各瓣膜听诊区未闻及杂音。ECG 示:窦性心律,T 波改变(图 30-3)。实验室检查无特殊,心肌酶及肌钙蛋白正常。心脏超声检查:左室下壁基底段运动减低,LVEF:72%(图 30-4)。

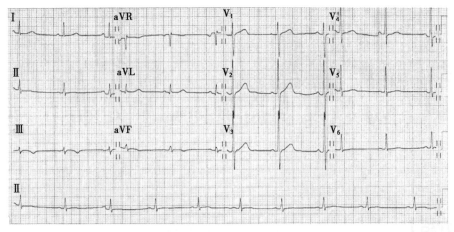

图 30-3 入院时心电图

检查参数

收缩期肺动脉瓣血流速度	1.0	m/s	收缩期主动脉瓣血流速度	0.8	m/s
舒张期三尖瓣血流速度	0.6	m/s	舒张期二尖瓣血流速度	0.7	m/s
主肺动脉内径	20	mm	右室前后径	21	mm
左室射血分数	72	%	左室后壁厚度	10	mm
左室前后径	45	mm	室间隔厚度	10	mm
左房前后径	37	mm	升主动脉内径	34	mm

检查影像

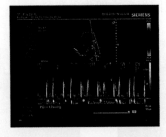

检查所见
各房室内径正常，<u>左室下壁基底段运动轻度减低</u>，室壁厚度及运动正常，房室间隔延续完整，各瓣膜形态结构未见明显异常，大动脉关系及内径正常，心包未见异常。
CDFI：心内未见异常血流信号。二尖瓣口血流频谱A>E峰。
检查提示
<u>节段性室壁运动异常</u>
<u>左室舒张功能减低</u>

图 30-4 入院时超声心动图

【诊断】

①冠心病，急性心肌梗死（恢复期），心功能Ⅱ级（NYHA）；②高血压病（3级，很高危）；③高脂血症。

【诊治过程及思路】

完善术前相关检查后，于入院第二日行冠状动脉造影，见：LAD 近段斑块形成，中段对角支发出处可见局限性狭窄，狭窄率约为 60%（图 30-5）；LCX 粗大，未见明确狭窄（图 30-6）；可见左向右侧支循环，RCA 后三叉处隐约显影（图 30-7）。RCA 起始部即完全闭塞，与 CTA 图像相符，未见同向侧支形成（图 30-8）。

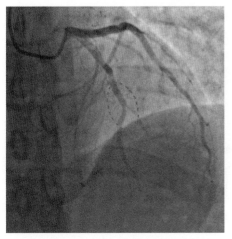

图 30-5 LAD 中段局限性狭窄

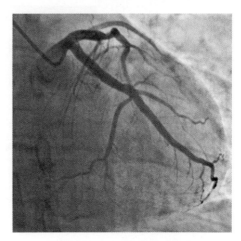

图 30-6 LCX 未见明确狭窄

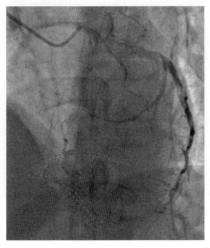

图 30-7 左向右侧支循环，可见 RCA 后三叉处隐约显影

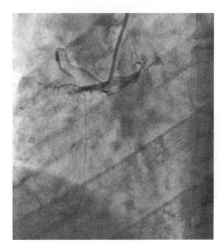

图 30-8 RCA 起始部即完全闭塞

病变特点分析：RCA 为完全闭塞病变，结合 CTA 图像可知血栓段从 RCA 开口部至后三叉前，为长段血栓（图 30-9），且距离心肌梗死时间已 2 周，血栓较为黏稠且已部分机化，考虑难以抽吸，无法取得 STEMI 急性期血栓抽吸的明确效果，故决定先行球囊扩张，观察血流恢复情况，了解血栓机化程度。

先植入临时起搏电极，处于备用状态；换入 SAL 指引导管，使用 PT 指引导丝试行通过 RCA 闭塞段，因导丝头端塑形原因，PT 导丝反复进入右室前支（图 30-10），加之担心 PT 导丝可能会进入潜在的假腔，于是保留原 PT 导丝，加用 runthrough 指引导丝进行试探，导丝顺利送入左室后支内（图 30-11），因导丝可顺利进入后降支及左室后支，证实其位于远端血管真腔。

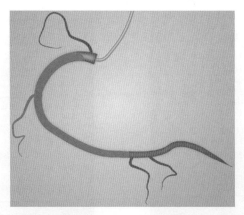

图30-9　RCA病变示意图

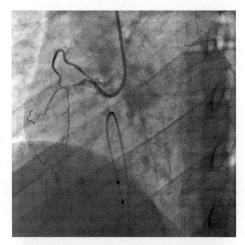

图30-10　PT导丝无法到位

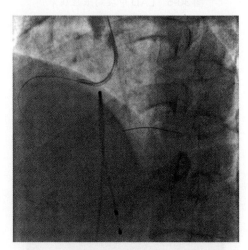

图30-11　runthrough导丝成功送至RCA远端

先使用2.0mm×12mm球囊对RCA开口部至后三叉全程扩张，复查造影可见血栓呈弹性回缩，未恢复前向血流（图30-12）；冠状动脉内给予12ml替罗非班后，再使用2.5mm×15mm球囊对血栓部位再次扩张，可见血栓部分碎裂，造影剂呈不规则片状进入血栓体部，并可见血栓的大致轮廓（图30-13），但RCA近段显影浅淡（图30-14），提示血栓较前明显增多。

遂决定改用6F抽吸导管（Extractor, TERUMO）对RCA近段血栓进行抽吸，约抽吸8次左右，可吸出成形血栓（图30-15），目测以红血栓为主，复查造影显示RCA近段血栓已被抽吸（图30-16），再继续手动抽吸多次，复查造影见至第一弯处血栓也被完全抽吸（图30-17），被抽吸干净的血管段管壁光滑。鉴于血栓黏稠，继续抽吸难度大，故决定给予强化抗栓治疗一段时间后再复查造影，结束手术。

术后给予强化抗栓方案：阿司匹林100mg、氯吡格雷75mg、阿托伐他汀钙20mg、美托洛尔23.75mg，均为口服qd，西洛他唑50mg口服bid，低分子肝素5000U皮下注射q12h（持续1周），替罗非班8ml/h持续泵入72小时。

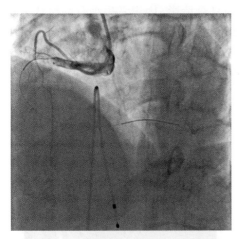

图30-12 球囊扩张后,前向血流未恢复

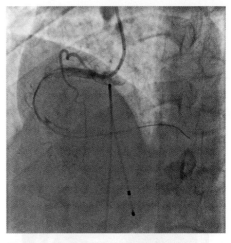

图30-13 2.5mm×15mm球囊扩张后,可见血栓大致轮廓

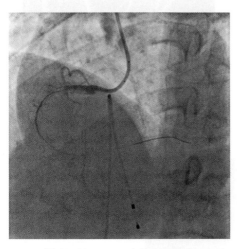

图30-14 RCA近段血栓增多

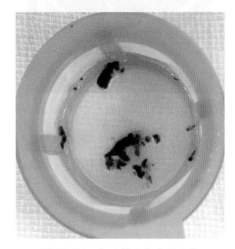

图30-15 手动抽吸出成形血栓

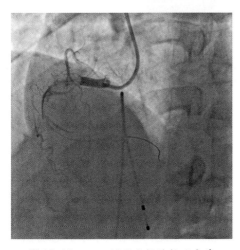

图30-16 RCA近段血栓被抽吸完毕

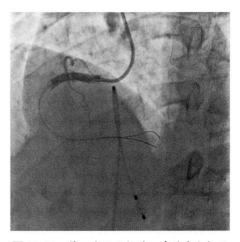

图30-17 第一弯处血栓进一步被完全抽吸

患者术后未诉任何不适,建议患者于术后一周复查造影,因患者拒绝有创检查未能实施,向患者反复交代利弊后,在第一次造影术后 12 天行冠状动脉 CTA 检查,见 RCA 全程已经完全再通(图 30-18),较前次 CTA 改善明显(图 30-19);MIP 图像显示,在 RCA 中段外侧缘存在条带状不规则低密度影(图 30-20),疑似残留血栓,夹层不除外,后三叉前可见狭窄病变(图 30-21),估计为此次罪犯病变部位。

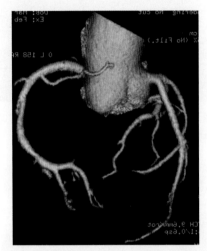

图 30-18 复查冠状动脉 CTA 见 RCA 再通

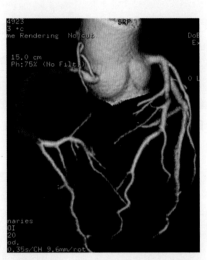

图 30-19 术前冠状动脉 CTA 图像

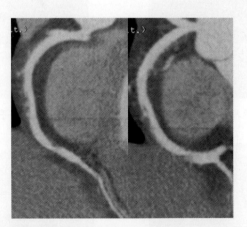

图 30-20 MIP 示 RCA 中段外侧缘低密度影

为鉴别 RCA 中段不规则低密度影形态,请影像科协助截取断层影像,可见低密度影光滑圆钝,未见明确夹层迹象(图 30-22)。

于次日行冠状动脉造影复查(图 30-23、图 30-24),见 RCA 恢复再通,后三叉前约 80% 狭窄,考虑为此次罪犯病变。多体位观察后判断 RCA 中段充盈缺损为残余血栓。

劝说患者行后三叉前罪犯病变处支架植入术,遭患者拒绝,遂结束手术。患者出院后给予心肌梗死标准二级预防药物治疗,随访 2 个月,无再发症状出现。

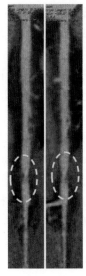

图 30-21 后三叉前狭窄病变

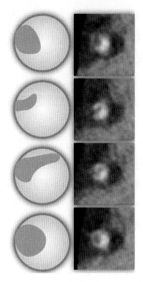

图 30-22 RCA 中段断层影像

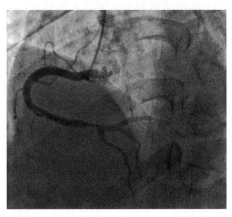

图 30-23 多体位造影观察 RCA 中段充盈缺损

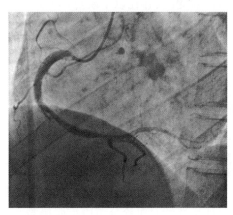

图 30-24 多体位造影观察 RCA 中段充盈缺损

【问题及讨论】

STEMI 急性期要求早期罪犯血管再灌注,以尽早、充分、持续地开放梗死相关动脉(IRA),达到有效的挽救濒死心肌,防止远期左室重构的目的。而对于 STEMI 恢复期 PCI 治疗是否获益并无定论,STEMI 恢复期高血栓负荷病变的处置策略也缺乏相应的循证医学证据。

虽然闭塞动脉试验(OAT)的结论对传统的晚期开通动脉假说提出了质疑,但是,仍有不少研究证实,STEMI 恢复期开通闭塞血管有促进梗死区存活心肌功能恢复、巩固瘢痕组织等作用,可以预防左室扩大和重构,降低死亡率,从而改善预后和生活质量。这些研究不仅验证了最初提出的晚期开通动脉假说,而且逐渐形成了临床工作中的共识。

众所周知,冠状动脉内血栓负荷分级的定义为:0 级:无血栓存在;1 级:可疑血栓存在,特点包括对比剂密度减低、局部模糊、病变轮廓不规则或在完全闭塞的部位显示为光滑凸起的半月状；2 级：可见小型血栓，定义为血栓的最大尺寸约占 1/2 血管径；3 级：可见中型血栓，定义为血栓的最大尺寸为 >1/2 但 <2 倍血管径；4 级：可见大型血栓，定义为血栓的最大尺寸 >2 倍血管径；5 级：因为血管被血栓完全阻塞而无法评估血栓负荷。显而易见，该例患者的血栓负荷分级为 5 级，CTA 图像提示，其右冠状动脉内血栓从近段一直蔓延至后三叉前。

在治疗策略上，始终要掌握，患者的最终获益，取决于心肌水平是否得到有效再灌注，因此，针对于 STEMI 恢复期高血栓负荷病变的处置需要遵从 do no harm 原则，在第一次手术尝试开通病变时，有以下几大风险不能忽视，如：球囊扩张时被挤碎的血栓可能会随血流阻塞远段小血管，导致无复流等发生；导管导丝的反复刺激，可能会激活血栓，导致心肌灌注受损；血栓抽吸时，RCA 开口部的血栓碎屑可能会逆行反流至升主动脉，导致体循环栓塞等。

因此，本例患者第一次造影时掌握的原则即为，在强化抗栓治疗的基础上，以球囊扩张试探血栓机化程度，将血栓抽吸作为备选方案。

除了球囊扩张及血栓抽吸外，也有个别报道提及通过植入支架处置 STEMI 恢复期高血栓负荷病变，其存在以下缺点：可能会因血栓的干扰，低估血管直径，导致支架直径选择过小；无法估计病变段的长度，可能会在正常血管段植入支架；机化血栓的占位效应使支架膨胀不全，即使通过后扩张使支架贴壁良好，也可能会因机化血栓裂解导致获得性晚期支架贴壁不良；而对于支架后扩张时，支架钢梁的切割可能使血栓碎裂，导致远端血管床栓塞。

目前国内多采用手动血栓抽吸，除了 6F、7F 抽吸导管外，亦有使用 5in 6F 子导管抽吸的报道，而机械性血栓抽吸装置应用较少，国内有不少学者将 Angio-jet 机械性抽吸装置用于外周动静脉血栓抽吸，针对于该例患者的部分机化状态的高负荷血栓，机械性抽吸装置亦是可选择手段之一，而文献报道的带网支架用于处置 STEMI 恢复期血栓也存在单纯 DES 治疗的弊端，故并不可取。

在手术中，经过球囊扩张使机化血栓碎裂疏松后，手动抽吸可以取得部分效果，那么，当时如果继续对血栓分节段扩张撕裂（图 30-25），使血栓组织疏松后，再以抽吸导管抽吸，这种渐进式血栓抽吸法不知是否会更有利于处置黏稠及部分机化的血栓，亦尚无相应经验。

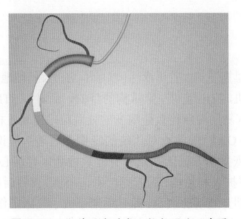

图 30-25　分节段渐进式血栓抽吸法示意图

总结经验教训：对于血栓负荷较重的病变，药物抗栓治疗是获得良好效果的基础；腔内影像学可以协助鉴别残余血栓还是自发夹层，而该患者二次手术时最好进行腔内影像学检查评估，以免遗漏重要病变；患者依从性差，罪犯病变部位斑块尚不稳定，需要密切随访、强化治疗。

【观点争鸣】

A：经过前次手术的球囊扩张及血栓抽吸后，手术完毕时血栓负荷仍非常重，而在强化抗栓治疗后，最终再通，使得我们不得不怀疑，前一次手术的一系列努力是否徒劳？究竟球囊扩张与血栓抽吸是否对该患者的恢复期大量血栓有积极作用？

B：该病变第一次的手术结果并不满意，但并不能否认第一次手术时球囊扩张与血栓抽吸对之后强化抗栓治疗的积极作用。球囊扩张使机化组织疏松、利于抗栓药物更直接的作用于血栓部位，而近段的血栓抽吸对减轻血栓负荷也有帮助。

C：前向血流是最好的溶栓剂，如果能够开通部分前向血流当然是会有意义的，如果丝毫没有前向血流，单纯依靠抗栓治疗，很难使血栓完全消散。

D：对于STEMI恢复期的干预时机，目前没有定论，过晚的开通动脉，可能会失去开通动脉的益处并增加开通难度。

【专家点评】

对于STEMI恢复期PCI治疗策略，目前缺乏大规模前瞻性临床随机对照研究的证据，有部分小型试验的结论相互矛盾，因此各项指南中这一方面相关内容较少，也未对STEMI恢复期PCI的时机选择做出明确的建议。心肌水平的有效再灌注是PCI的主要目的，尤其是高血栓负荷的情况下，一定要避免因手术操作使碎裂的血栓冲刷至远端形成栓塞，造成无复流或慢复流现象，从而影响侧支循环，加重梗死区域的缺血，影响预后。根据患者具体情况及术者手术经验，灵活地选择手术策略非常必要。

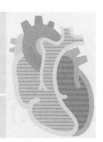

病例 31
大面积心肌梗死合并右心房血栓

【病史介绍】

患者男性，34 岁，主因胸闷憋气 3 周余于 2015 年 12 月 22 日入院。患者于 2015 年 11 月 25 号 13:02 午餐后突然出现胸骨后憋闷、疼痛，呈压榨性，伴烦躁、大汗、恐惧，无头痛、头晕、黑蒙、晕厥，无发热、咳嗽、反酸，症状持续不能缓解，急诊至当地县医院，行心电图检查提示：$V_2 \sim V_5$ 导联 ST 段明显弓背向上抬高。诊断为"急性前壁心肌梗死"，立即给予阿司匹林 300mg、氯吡格雷片 600mg 口服，期间测血压偏低，给予多巴胺泵入对症处理，并即刻向上级医院转诊；11 月 25 日 15:52 转入当地市医院急诊科测血压示：70/40mmHg，给予多巴胺加量泵入，急查心肌酶 CK：281.8U/L，肌钙蛋白 I：0.260ng/ml，4 个小时后复查 CK：3083.4U/L，肌钙蛋白 I：22.000ng/ml，心电图复查提示：II、III、aVF 及 $V_2 \sim V_5$ 导联 ST 段明显弓背向上抬高（图 31-1），诊断为"急性下壁、前壁心肌梗死"，于 11 月 25 日 17:00 行急诊 PCI 手术，冠状动脉造影提示：LAD 自开口完全闭塞，LCX 粗大，远段完全闭塞，RCA 未见明显狭窄。术中出现心源性休克症状，给予植入 IABP 支持，并给予 LAD 球囊扩张 + 血栓抽吸，LAD 前向血流 TIMI 2 级（图 31-1）。术后常规给予抗凝、抗血小板治疗，血压稳定后给予拔除 IABP（具体不详）。11 月 26 日心脏超声示：节段性室壁运动异常，室间隔增厚，左心功能减低，EF：47%。患者自觉症状未见好转，仍有胸闷，憋气，浑身乏力，体力明显受限，痰中带血等症状，精神、饮食均欠佳，为进一步诊治入我院。既往史：2015 年 12 月 12 日当地查体时发现血总蛋白 45.8g/L，白蛋白 25.1g/L，尿蛋白定量 5.81g/24h，总胆固醇 7.74mmol/L，甘油三酯 2.19mmol/L，高密度脂蛋白胆固醇 1.50mmol/L，低密度脂蛋白胆固醇 5.84mmol/L，诊断为肾病综合征，血脂紊乱，给予醋酸泼尼松龙片 60mg 口服 1 次 / 日，并对症补充白蛋白治疗，持续至今；高血压病史 2 年，最高 180/120mmHg，未服用过任何药物。个人史：长期吸烟史 18 年，平均每日吸烟 30 支，未戒烟；饮酒 8 年平均每日饮酒 250g（5 两），未戒酒。家族史：父母及兄弟均体健，否认家族遗传病史。入院查体：体温 36.5℃，脉搏 90 次 / 分，呼吸 18 次 / 分，血压 91/55mmHg，身高 178cm，体重 83kg，BMI 26.2。心界向左侧扩大，律齐，各瓣膜听诊区未闻及杂音，无心包摩擦音，双肺未闻及杂音，眼睑、面部、双下肢轻度水肿。

辅助检查结果：①心脏超声：左心室舒张末内径 64mm，左室射血分数 35%，左房前后径 44mm。右房内可见不规则条索状、团状回声，舒张期可进入下腔静脉、右心室，最厚处约 10mm，最长 51mm，考虑右房内血栓形成（图 31-2）；节段性室壁运动障碍（室间隔、左室

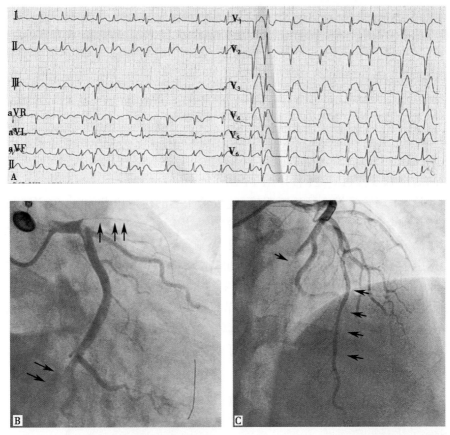

图 31-1　A. 当地市医院急诊心电图提示：Ⅱ、Ⅲ、aVF、V₂～V₅ 导联 ST 段弓背向上抬高；B. 急诊造影提示：LAD 开口闭塞，回旋支远段栓塞；C. PCI 术后，LAD TIMI 2 级，LCX 远段血流未恢复

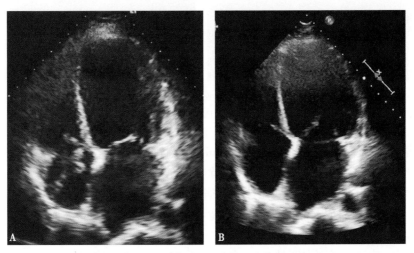

图 31-2　A. 入院心脏超声心尖四腔切面，可见右房内疑似血栓影，舒张期可甩入右心室内；B. 抗凝治疗 1 周后复查，可见右房内血栓消失

心尖部、侧壁心尖段、前壁心尖段、下壁），左室心尖部室壁瘤形成，室壁瘤内附壁血栓形成。②动态心电图提示：房性期前收缩，成对房性期前收缩，室性期前收缩，成对室性期前收缩，短阵室性心动过速，ST-T 改变，$V_1 \sim V_4$ 导联呈 QS 型。③双肾超声提示：双肾未见明显异常。X 线胸片未见明显异常。

实验室检查：心肌酶正常范围，血浆 D- 二聚体测定 10.81μg/ml；动脉血气分析正常，总蛋白 52.8g/L↓，血清白蛋白 29.9g/L↓，脑利钠肽前体 4675.0pg/ml↑，尿蛋白定性试验 500mg/dl↑，肌酐 59.9μmol/L，抗心磷脂抗体（ACL）阴性，蛋白 S 测定 119%，血浆蛋白 C 测定 144%（偏高）。24 小时尿蛋白定量：5.80g/24h，复查 6.65g/24h。血浆纤维蛋白原 4.34g/L（正常 2～4g/L），凝血酶时间测定 14.5 秒（15～21 秒），APTT 29.3 秒（30～45 秒）。

肾科会诊，考虑肾病综合征诊断明确，建议给予醋酸泼尼松龙 60mg，1 次 / 日冲击治疗。在双抗基础上，给予皮下伊诺肝素抗凝治疗，一周后复查心脏超声（见图 31-2），发现右房内疑似血栓影完全消失，患者也无突发胸闷、咯血等肺栓塞临床表现。

在稳定患者心衰症状基础上，完成冠状动脉造影术（图 31-3）+ 光学相干成像（OCT）检查（图 31-4），提示：冠状动脉供血左优势；左主干未见明确狭窄；前降支近段管腔不规则发白，考虑血栓影，管腔分支稀少；回旋支远段节段性狭窄达 90%，远段血流 TIMI 2 级；右冠状动脉细小，血流通畅。OCT 提示：前降支远段三层结构清晰，近中段可见血栓影，最小管腔面积为 2.67mm²，前降支近段及左主干内可见脂质斑块影，似可见斑块表面侵蚀、血栓附着。未予行支架植入术。

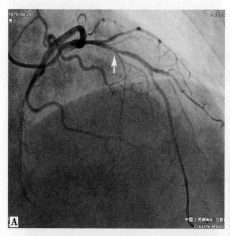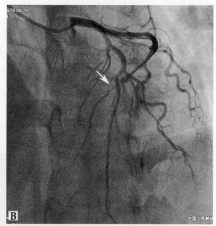

图 31-3　冠状动脉造影。A. 显示前降支血流稍慢，中段可见管腔发白，怀疑血栓影；B. 提示回旋支远段重度狭窄 90%，血流 TIMI 2 级

返回病房后完善超声右心声学造影：10ml 手振生理盐水，经左上肢贵要静脉快速推入，右心房充分显影后未见微泡进入左心房，排除右向左分流的可能。

最后诊断：①冠状动脉粥样硬化性心脏病，急性广泛前壁、下壁心肌梗死，急诊 PCI 术后，心尖部附壁血栓形成，室壁瘤；②心功能不全，心功能Ⅳ级；③高血压 3 级（极高危）；④肾病综合征；⑤亚临床甲减。

治疗方案：建议患者阿司匹林 0.1g、氯吡格雷 75mg 联合达比加群 110mg 三联治疗 3 个月，后停用氯吡格雷，再联合应用 1 年，视肾病综合征治疗控制情况给予停用达比加群。此

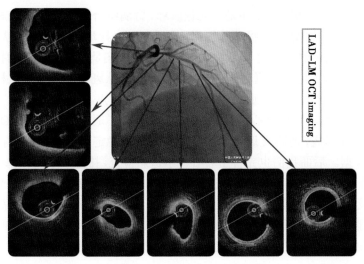

图31-4　前降支OCT图像前降支远段三层结构清晰, 近中段可见血栓影, 最小管腔面积为 $2.67mm^2$, 前降支近段及左主干内可见脂质斑块影, 似可见斑块表面侵蚀

外, 给予抗心衰"金三角"治疗, 包括螺内酯、美托洛尔与培哚普利, 以及他汀类药物的标准治疗。

随访结果: 患者出院后坚持用药, 至今症状控制尚可, 生活可以自理, 时有胸闷发作。

【诊治思路】

患者青年男性, 有高血压、高脂血症、大量吸烟等危险因素, 因急性前壁心肌梗死入地方医院, 转院行急诊PCI手术, 术前已合并出现下壁心肌梗死表现, 结合急诊造影结果, 判断先是前降支开口处血栓形成导致前壁心肌梗死, 后部分血栓脱落至回旋支远段, 导致同时发生下壁心肌梗死, 这在我们的临床实践中并不罕见。但该患者在发作心肌梗死前10天诊断有肾病综合征, 且入院后的常规检查发现D-二聚体高达 $10\mu g/mL$ 以上, 因患者合并有室壁瘤, 所以开始我们认为室壁瘤内合并附壁血栓也不罕见, 但心脏超声的结果出乎意料, 除了室壁瘤内发现附壁血栓以外, 在右房内可见多个团块、条索样回声, 舒张期可以通过三尖瓣进入右室, 需要鉴别右房内血栓与黏液瘤, 但不符合分叶状、有蒂连接在房间隔上、常见于左房内等特点, 初步考虑为血栓可能性大, 结合患者肾病综合征病史, 考虑血液高凝状态所致(患者血浆纤维蛋白原增高, 4.27g/L 也验证了这点), 患者胸闷、气短的症状也可能由于血栓脱落导致的肺栓塞所致, 但动脉血气分析、心电图均没有典型表现, 所以没有进行肺动脉CT排查。采用双抗基础上给予全量伊诺肝素抗凝治疗一周, D-二聚体明显下降, 复查超声心动图发现右房内的异常回声完全消失, 证实了右房内血栓形成的诊断。到此处, 仍存在一个讨论点, 是否给患者完善肺动脉CTA检查, 因患者仍间断有胸闷发作, 右房内血栓消失, 不排除肺栓塞可能, 但考虑到造影剂用量、心功能差、肾功能限制、放射剂量等问题, 此外患者动脉血气大致正常, 且无论结果如何均不能改变治疗策略, 所以我们选择没有做肺动脉CTA检查。

但到此, 诊断遇到了挑战, 是二元论解释: 冠心病, 急性心肌梗死, 同时合并肾病综合征引发高凝状态,导致右心房血栓;还是一元论解释,肾病综合征引起高凝状态,引发右心房血栓,通过矛盾栓塞原理导致冠状动脉栓塞,抑或左心血栓形成引起的冠状动脉栓塞。疾病一元论解释或二元论解释决定了患者下一步的治疗方案是否需要长期的抗血小板治疗。诊断的焦点集中在患者是否有冠心病,是否存在冠状动脉斑块破裂原位血栓形成的证据,同时是否存在左右心之间的异常通路是排除矛盾栓塞的重点。

有鉴于此,在给患者调整好心衰症状的基础上,完善了冠状动脉造影+OCT检查,证实前降支内仍有血栓形成,前降支近段及左主干内可见不稳定斑块存在,并存在斑块侵蚀与原位血栓形成证据。后面我们也完善了右心声学造影检查,排除了矛盾栓塞的可能性。

至此,支持二元论诊断,治疗也围绕二元论展开:一方面治疗冠心病、心衰,给予双联抗血小板、他汀及利尿、抗心衰的"金三角"治疗,另一方面治疗肾病综合征、高凝状态,给予皮下低分子肝素及后面口服达比加群抗凝、激素冲击等治疗。患者右心耳血栓消失,胸闷气短症状明显好转,心率减慢,血压稳定,活动耐力明显增强,好转出院。

【问题及讨论】

本例为年轻的心肌梗死患者,重点是在病因的分析上。针对年轻的心肌梗死患者,主要分为两大类:冠状动脉血管没有明显狭窄与冠状动脉血管明显狭窄。

1. 冠状动脉造影正常的年轻心肌梗死患者 心肌梗死的可能病因包括冠状动脉内血栓形成、栓塞、痉挛或联合上述原因。冠状动脉内血栓形成可能的原因包括肾病综合征、抗磷脂抗体综合征、蛋白S或C缺乏等。冠状动脉栓塞很罕见,主要与感染性心内膜炎导致主动脉瓣赘生物相关。而冠状动脉痉挛导致的心肌梗死主要与滥用可卡因相关。也有报道,大量酗酒与滥用苯丙胺与冠状动脉痉挛导致的心肌梗死相关。

该患者有明确的肾病综合征病史,故首先考虑到冠状动脉正常的心肌梗死可能。肾病综合征引起的高凝状态:由于大量蛋白尿导致低分子蛋白丢失,影响到凝血因子的聚集与活化,凝血因子IX、XI与XII减少[1]。同时由于低蛋白血症,肝脏代偿性的增加合成凝血因子II、VII、VIII、X、XIII与纤维蛋白原[2-3]。抗凝血酶III是肾病综合征中与血浆白蛋白水平直接相关的凝血抑制剂。当血浆白蛋白水平低于20g/L时,抗凝血酶III的水平会明显降低[4]。蛋白C与蛋白S也是肾病综合征导致动脉血栓形成的因素之一。当肾病综合征患者的血浆白蛋白水平低于25g/L时,将是动脉及静脉血栓形成的一个显著的影响因素[5]。

高凝状态的另外危险因素包括血小板增多症及血小板聚集与黏附能力提高。血小板的高聚集能力与血浆胆固醇水平相关[6-7]。故在冠状动脉造影及OCT检查前,我们倾向于肾病综合征引起的急性心肌梗死一元论解释。

2. 冠状动脉造影狭窄的年轻心肌梗死患者 目前,临床上心肌梗死的发生有年轻化的趋势。在一个纳入760例15~34岁的尸检研究中,在15~19年龄段,只有2%的男性存在严重的冠状动脉粥样硬化改变,而同年龄段女性没有;30~34岁年龄段,20%的男性8%的女性存在严重的冠状动脉粥样硬化改变[8]。所以针对30~34岁青年人冠心病并不罕见。家族性高胆固醇血症的患者可在年轻时出现严重的冠状动脉粥样硬化病变。其他因素包括大量吸烟、高血压、胰岛素抵抗、肥胖及家族早发冠心病史。其他早发缺血性心脏病的病因包括:自发夹层、冠状动脉瘤样扩张(川崎病)、冠状动脉起源异常等。

该患者冠状动脉造影及OCT检查确认有冠状动脉粥样硬化破裂斑块表现,属于第二类冠状动脉造影有狭窄的年轻心肌梗死患者。该患者同时患有肾病综合征与冠心病,冠状动脉粥样硬化斑块破裂,引发血栓形成,阻塞前降支;而肾病综合征引起高凝状态、低蛋白血症等,导致右房内血栓形成,而加剧了血小板的聚集及黏附能力,使冠状动脉内血栓体积增加,并导致脱落入回旋支远段继发下壁心肌梗死。治疗也需要针对两元论,进行全面的治疗。

这是一个疑难少见病例,诊疗过程中存在疑问,针对这类年轻的肾病综合征合并心肌梗死的患者,应根据具体的情况进行细微的分析推理,有助于临床医生的早期诊断及制定正确的治疗方案,有利于提高患者的生活质量,改善患者的长期预后。

【专家点评】

肾病综合征患者合并缺血性心脏病最早于1969年就有报道,4名肾病综合征患者发生急性心肌梗死[9]。有些专家认为长期的肾病综合征可以增加发生缺血性心脏病的危险[10-17],而另外有专家认为两者之间没有必然关系[18-19]。目前仍缺少大规模的前瞻性临床研究来验证两者之间的关系,所以这场争论仍然没有定论。有研究发现,在均衡高血压及吸烟等危险因素后,肾病综合征患者较正常人患缺血性心脏病的几率增加了5.5倍[20]。

该患者的诊治过程,重点在于病因的诊断,是一元论诊断还是二元论诊断,通过步步为营的推理、检查、验证,最后得出了肯定的诊断,这是该病例的精髓所在。年轻的肾病综合征合并心肌梗死患者,非常少见,通过对该病例细致的研究与回顾,可以从中学到诊疗的思维与方法,有值得借鉴的地方。

参 考 文 献

[1] Fahal IH,McClelland P,Hays CRM,et al. Arterial thrombosis in the nephrotic syndrome. Postgrad Med J,1994,70:905-909.

[2] Kendal AG,Loohmann RC,Dossetor JB. Nephrotic syndrome:a hypercoagulable state. Arch Intern Med,1971,127:1021-1027.

[3] Takeda Y. Chen A. Fibrinogen metabolism and distribution in patients with the nephrotic syndrome. J Lab Clin Med,1967,70:678-685.

[4] Andrassy K,Ritz E,Bommer J. Hypercoagulablility in the nephrotic syndrome. KlinWochenschr,1980,58:1029-1036.

[5] Bellomo R,Atkins RC. Membranous nephropathy and thromboembolism:is prophylactic anticoagulation waranted?. Nephron,1993,68:157-166.

[6] Remuzzi G,Mecca G,Marchest D,et al. Platelet hyperaggregability and the nephrotic syndrome. Thromb Res,1979,16:345-354.

[7] Cavalho A,Colman R,Lees R. Platelet function in hyperlipoproteinemia. N Engl J Med,1974,290:434-439.

[8] Mc Gill HC,McMahan CA,Zieske AW,et al. Association of coronary heart disease risk factors with microscopic qualities of coronary atherosclerosis in youth. Circulation,2000,102:375.

[9] BerlyneGM,Mallick NP:Ischaemic heart disease as a complication of nephrotic syndrome. Lancet,1969,2:399-400.

[10] BrezinkaV,Padmos I:Coronary heart disease risk factors in women. Eur Heart J,1994,15:1571-1584.

[11] Curry RC, Roberts WC: Status of the coronary arteries in the nephrotic syndrome. Analysis of 20 necropsy patients aged 15 to 35 years to determine if coronary atherosclerosis is accelerated. Am J Med, 1997, 63: 183-192.

[12] Ordonez JD, Hiatt RA, Killebrew EJ, Fireman BH: The increased risk of coronary heart disease associated with nephrotic syndrome. Kidney Int, 1993, 44: 638-642.

[13] Porro GB, Bianchessi M: lschaemic heart-disease complicating nephrotic syndrome. Lancet, 1969, 2: 804.

[14] Wardle EN: Nephrotic syndrome and cardiovascular disease. Lancet, 1979, 2: 1017.

[15] Gilboa N: Incidence of coronary heart disease associated with nephrotic syndrome. Med J Aust 1976: 207-208.

[16] HopperJ, Ryan P, Lee JC, Rosenau W: Lipid ncphrosisin 3I adult patients. Renal biopsy study by light, electron, and fluorescence microscopy with experience in treatment. Medicine, 1970, 49: 321-341.

[17] Mallick NP, Short CD: The nephrotic syndrome and ischaemic heart disease. Nephron, 1981, 27: 54-57.

[18] Wass VJ, Jarrett RJ, Chilvers C, Cameron JS (1979) Does the nephrotic syndrome increase the risk of cardiovascular disease? Lancet Ⅱ: 664-667.

[19] Wass V, Cameron JS (1981) Cardiovascular disease and the nephrotic syndrome: the other side of the coin. Nephron 27: 58-61.

[20] Ordonez JD, Hiatt RA, Killebrew EJ, Fireman BH (1993) The increased risk of coronary heart disease associated with nephrotic syndrome. Kidney Int 44: 638-642.

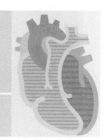

病例 32
急诊左主干分叉病变介入治疗

【病史介绍】

患者男性，40 岁，主因间断胸憋痛 10 天，加重 2 小时入院。患者于 10 余天前出现劳力性胸憋痛，伴肩背部放散，休息 5～6 分钟可缓解，未予重视，入院前两小时胸憋痛加重，持续不缓解，伴大汗淋漓。呼叫 120 急救中心入我院急诊。既往否认"高血压病"史及"糖尿病"史；吸烟史 10 年余，20 支 / 日左右，否认饮酒史。查体：血压 90/60mmHg，急性痛苦面容，口唇发绀，平卧位，双肺呼吸音粗，双肺底可闻及少量湿性啰音；心率 104 次 / 分，律齐，心音低钝；各瓣膜听诊区未闻及杂音，双下肢无水肿。

心电图示（图 32-1）：窦性心律，心电轴不偏，Ⅰ、aVL 导联 ST 段抬高 0.2～0.3mV，aVR 导联 ST 段抬高 0.15mV，V_2～V_6 导联 ST 段抬高 0.15～0.2mV，T 波高尖，Ⅱ、Ⅲ、aVF 导联 ST 段压低 0.2mV 左右，提示：急性广泛前壁心肌梗死。急查 CTnI 0.18ng/ml，AST 24.0U/L，LDH 404.0U/L，CK-MB 11.0ng/ml，CK 81.00ng/ml。

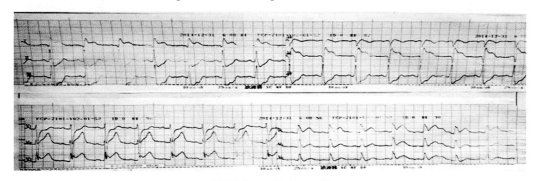

图 32-1　入院时心电图

【诊断】

冠状动脉性心脏病，急性广泛前壁心肌梗死，心功能Ⅱ级（Killip 分级）。

【诊疗过程及思路】

立即予阿司匹林肠溶片 300mg、硫酸氯吡格雷 600mg、阿托伐他汀 80mg 后急诊冠状动脉造影提示：左主干远端 100% 闭塞（图 32-2），右冠状动脉未见明显异常（图 32-3）。因当时唯一的一台 IABP 正在使用中，与家属协商后，决定先干预冠状动脉。

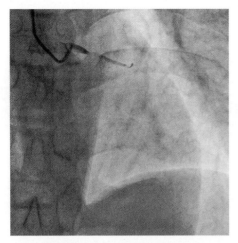

图 32-2 左主干末端完全闭塞

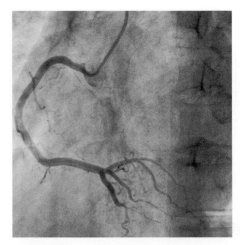

图 32-3 右冠状动脉未见明显异常

选取两根 Runthough NS 导丝分别进入前降支及回旋支（图 32-4），发现前降支开口95%～99% 狭窄，回旋支开口 95%～99%，为前三叉病变（图 32-5）。

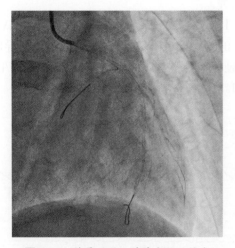

图 32-4 将导丝送入前降支及回旋支

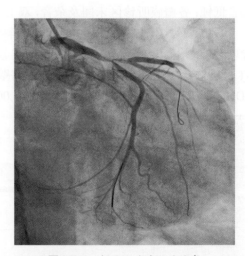

图 32-5 左冠状动脉血流恢复

拟采取 mini-DK crush 术式处理病变，出现前向血流后，反复选择小球囊多次长时间的贴靠，以减轻再灌注损伤，在回旋支植入 3.0mm×10mm 支架，前降支 - 左主干植入 3.0mm×24mm支架（图 32-6），左主干远段以 3.5mm×9mm 后扩球囊后扩张（图 32-7）。

对吻扩张后复查造影治疗效果满意（图 32-8）。术中患者血压一直偏低 80/50mmHg，返回 CCU 病房后，即刻床旁 X 线胸片提示：心影扩大，双肺淤血（图 32-9）。

床旁超声心动图提示：左心房 40mm，左心室舒张内径 60mm，心尖部及左心室前壁运动明显减低，LVEF 值 41%（图 32-10）。术后 1 小时借到外院的 IABP 机，在 CCU 床旁予患者植入 IABP 保护，在联合多巴胺的情况下，予小剂量新活素泵入 5 天。IABP 支持治疗 8 天。

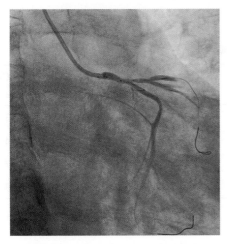

图 32-6 采用 mini-DK crush 术式

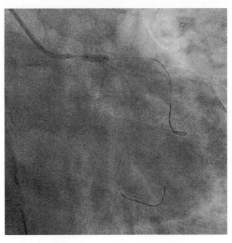

图 32-7 左主干支架后扩张

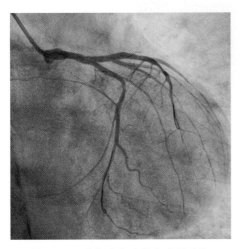

图 32-8 手术结束前复查造影图像

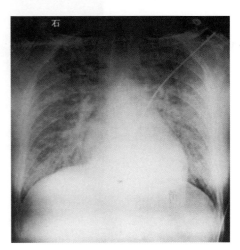

图 32-9 术后 X 线胸片

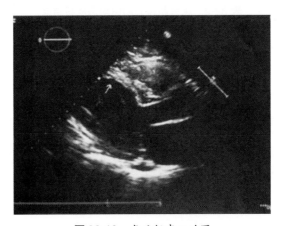

图 32-10 术后超声心动图

疗效观察结果见表 32-1。

表 32-1 疗效观察结果

	WBC (×10⁹/L)	NE%	NT-proBNP (pg/ml)	BUN (mmol/L)	Cr (μmol/L)	K⁺ (mmol/L)	BP (mmHg)	SPO₂ (%)
第 1 天	19.31	90.4	2340.34	3.6	64.0	4.4	100/80	93
第 5 天	6.36	54.3	462.63	2.48	53.5	3.7	90/60	94
第 8 天	8.62	49.7	304.85	2.00	57.4	4.9	100/70	97
第 14 天	5.47	51.8	100	1.78	59.6	4.4	110/80	99

第 8 天复查 X 线胸片，见图 32-11。

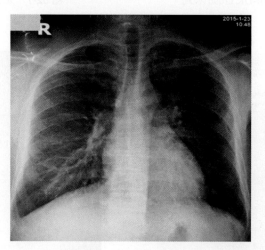

图 32-11 术后第 8 天胸片

床旁超声心动图动态观察结果见表 32-2。

表 32-2 床旁超声心动图动态观察结果

	EF 值（%）	左房内径（mm）	左室舒张内径（mm）
第 1 天	41	40	60
第 8 天	45	38	56
第 14 天	50	36	52

患者顺利出院，并于半年后及 1 年后两次复查冠状动脉造影，冠状动脉情况良好，未见任何再狭窄（图 32-12、图 32-13），继续阿司匹林肠溶片联合硫酸氯吡格雷双联抗血小板治疗。

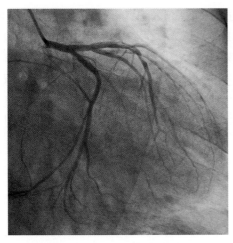

图32-12　术后半年复查造影图像

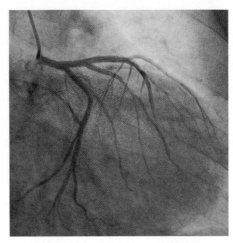

图32-13　术后1年复查造影图像

【问题及讨论】

对于年轻的患者，要考虑长远预后及生活质量，保证充分的再血管化，必要时选择复杂的术式。该患者选择mini crush、DK crush的方式处理病变，出现前向血流后，反复选择小球囊多次长时间的贴靠，以减少再灌注损伤，在回旋支植入3.0mm×10mm支架，前降支-左主干植入3.0mm×24mm支架，左主干远段以3.5mm×9mm后扩球囊后扩张。

予充分的预扩张与后扩张，保证支架充分的贴壁扩张，在没有血管内超声指导的情况下尽量充分完成手术。

IABP的支持是非常必要的，虽然术中没有条件，但术后尽可能早的IABP支持帮助患者顺利渡过心肌再灌注损伤期，联合新活素等药物最大限度地挽救了心肌。

经验：

（1）对于左主干急诊PCI的患者，IABP支持7~10天是非常必要的。

（2）对于左主干闭塞病变，要关注心肌的再灌注损伤，在出现血流后，适当延长球囊贴靠的时间、次数，减轻心肌的再灌注损伤。

（3）在根据病变情况及患者年龄等综合情况选择术式时，不片面追求影像的完美。

（4）左主干病变要充分的预扩张及后扩张。

（5）年轻的患者，要考虑长远预后及生活质量，保证充分的再血管化，必要时选择复杂的术式。

（6）认识到介入治疗的开始，而非全部，术后要联合规范的药物治疗，严密观察病情变化。

（7）术后早期完善心功能、心肌运动的评估为更科学的治疗提供依据，早期完善床旁胸片及床旁超声心动图检查。

（8）术后早期联合新活素治疗能更大程度保护存活心肌，缩小梗死面积，减少梗死面积的延展，维护心功能，减少心力衰竭和心脏破裂的发生。

【专家点评】

从提供的造影图像看，右冠状动脉没有向左边血管的侧支，属于无保护左主干。无保护左主干闭塞病变存活率很低，最好在 IABP 保护下进行介入治疗。术者也考虑到 IABP 的重要性，只是由于条件限制没能提前植入 IABP，术后植入 IABP，对于术后渡过危险期 IABP 起到了重要作用。在导丝通过后血流即刻恢复，左主干分叉病变没有明显血栓负荷，这也是患者能够成功渡过急性期的原因之一吧。另外关于术式的问题，该病例采用了双支架术式，如果择期的患者当然是很好的，但是对于急诊且死亡率极高的左主干病变，也许尽可能简单的支架术式可能是首选。前降支到左主干一个支架，同时保护回旋支，必要时球囊保护保证回旋支血流通畅也是一种选择。